作業療法ルネッサンス
ひとと生活障害 1

食べることの
障害とアプローチ

編集●
山根　寛 京都大学大学院医学研究科
加藤寿宏 京都大学大学院医学研究科

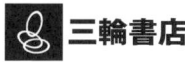
三輪書店

編集にあたって

　ひとの1日は，食事や身繕いなど自分の身のまわりのことの処理，時間やものの管理，仕事や余暇とさまざまないとなみによって成り立っている．その日々のいとなみが繰りかえされ積み重なり，一人ひとりの人生がそれぞれ風合いのちがう織物のようにつむがれる．ひとを襲う思わぬ病いや障害は，その心身のはたらきの不具合（機能障害）となり，日々のいとなみに支障（能力障害）を来たし，社会への参加を妨げ（社会的不利），人生のつむぎにほころびを生む．リハビリテーションの手だてのひとつである作業療法は，病いや障害が日々のいとなみにどのような支障を来たし，今どのように生活し，これからどう生活しようとしているのか，一人ひとりの暮らしと人生の質に視点をあてて「生活の再建（life style re-design）」と「自律と適応（self regulation and adaptation）」を援助する．

　本書では，医学の知識や技術を背景に，一人ひとりの日々の暮らしの質を改善するリハビリテーションアプローチに関するシリーズのはじまりとして，「食べる」ということを取り上げた．「食べる」ことは，ひとが生命を維持し，成長し，活動し，子孫を残していくために，その栄養（nutrition）といういとなみによりたえず必要な成分を補給する，中枢神経の反応によって引き起こされる本能的な行為である．さらに命の維持と種族保存という本能的な目的を超えて，ひとにとって「食べる」という行為は，生活に楽しみを与え，他者とのつながりを作る手だて，家族の要となる共同行為（共食），生活の中の儀式，など暮らしの中でさまざまな意味をもつ重要ないとなみである．

　発達という視点からみれば，他人の手を借りずに飲んだり食べたりできるようになるのは，排泄の自立とほぼ同じ3～4歳頃であろうか．そして社会・文化という視点からみれば，神人共食に由来する祭りの儀式，冠婚葬祭の共食や公的な場における友好を目的とした晩餐会など，神と人，人と人を結びつける行為でもある．ことばを換えれば，生理的ないとなみであるとともに個人の好みや習慣，

精神的な状態，さらには家庭環境や社会・文化の影響を受ける人間の精神が介入した文化といえる．食の障害や異常は，精神的要因と神経・筋・骨格系に関連する器質的要因とが相互に関連して生じる．「食べる」ことにどのような支障が起きているのか，介助や援助がどの程度必要かによって，ひとの毎日の生活や社会参加のありようは大きく異なる．

　本書は，病いや障害により「食べる」ことにどのような支障が生じるのか，ひとが「食べる」楽しみと生きる喜びを取りもどすことができるよう，どのような援助をおこなえばよいのか．職種や専門を問わずひとの生活を援助する方々の参考にしていただけるよう，作業療法の知識や技術を生かした食へのかかわりをわかりやすく紹介した．

　2002年5月

編集者を代表して　山根　寛

目次

I 総論

「食べる」ことの意味と障害 ………………………… 山根 寛 2
 ひとにとって「食べる」とは 3／「食べる」ことの障害・異常 10

II 食の障害における見方とアプローチの実際

1. 精神障害に伴う食の異常・障害へのアプローチ
 ………………………………………………… 山根 寛 20
 精神障害における食とその異常 21／作業療法アプローチの基本 26
2. 発達に障害がある子どもたちに対する食事支援
 ………………………………………………… 加藤寿宏 36
 発達に障害がある子どもたちの食の問題—食べることを楽しめない子どもたち 38／発達に障害がある子どもたちの食の問題と作業療法アプローチ 39
3. 脳血管障害に伴う食の障害へのアプローチ
 ………………………………………………… 寺田佳世 56
 脳血管障害に伴う食とその問題 57／作業療法アプローチの実際 61／事例を通して 72
4. 脊髄損傷に伴う食の障害へのアプローチ
 ………………………………………………… 武田雪江 75
 脊髄損傷者にとっての食とは 76／脊髄損傷に伴う食の問題 77／作

業療法アプローチの前提 79／作業療法アプローチの実際 81／症例 86

5．パーキンソン病に伴う食の障害へのアプローチ
.... 今田吉彦，他　90

パーキンソン病患者にとっての食 91／パーキンソン病患者にみられる食の障害 91／作業療法アプローチの基本 96／作業療法アプローチの実際 100

6．関節リウマチに伴う食の障害へのアプローチ
.... 鈴木明美　105

関節リウマチの疾患特性と食の障害 106／作業療法アプローチの基本 111／作業療法の実際 118

7．筋萎縮性側索硬化症（ALS）に伴う「食べる」
障害への技術支援 .... 米崎二朗　125

ALS について 128／ALS における食の障害 129／食の障害へのアプローチの実際 135

8．高齢（認知症）者における食の障害へのアプローチ
.... 篠原千鶴　143

高齢（認知症）者にとっての食の意味 144／高齢（認知症）者の食の障害 145／リハビリテーションアプローチの前提 147／アプローチの実際 151

9．末期がん患者における食事の意味と支援　香川優子　159

末期がん患者にとっての食 160／末期がん患者にみられる食の障害 161／作業療法のアプローチ 162

10. **在宅高齢者の食の障害に対する取り組み**
　　　　………………………………………………… 長倉寿子　169
　　在宅高齢者の食生活の現状 170／在宅高齢者の食事・栄養アセスメント 172／介護老人保健施設における食事・栄養ケアの実際 173／介護老人保健施設における作業療法の実践報告 183

11. **精神障害者地域生活支援事業における食事の意味と援助** ………………………………………… 伊藤善尚　189
　　地域で生活する精神障害者と食の障害 190／作業所における取り組みと食への関わり 190／作業所での食に関わる活動の広がり 191／地域生活支援センターの取り組みと食への関わり 193／地域で生活する精神障害者に対する食の援助 195

12. **高齢者・障害者に対する食事調達のマネージメント**
　　　　………………………………………………… 大丸　幸　201
　　高齢者・障害者に対する食事調達の必要性 202／食事調達の方法 202／食事調達における留意点 204／食事調達マネージメントの実際（事例）209

表紙デザイン　渡辺美知子

I
総　論

「食べる」ことの意味と障害

山根　寛
Hiroshi Yamane
（京都大学大学院医学研究科）

はじめに

　布団のぬくもりと離れがたい朝のまどろみの時，ことこと，トントンッ，しゃあっ，台所の音が聞こえてくる．しばらくすると，微かにみそ汁の匂いが流れてくる．その匂いが夢うつつの鼻腔を刺激すると，からだは布団のぬくもりより食べることを求め，グルルッとお腹が目を覚ます．私の子ども時代の朝は，毎日，朝ご飯を作る台所の音とみそ汁の匂いで始まった．ふっくらと炊きあがったご飯に，季節の菜を具にしたみそ汁，少ししょっぱくて酸っぱい梅干しと漬け物，筍の時期には筍，大根がとれれば大根の炊いたものが食卓に上った．ある個人の食事は，その人が育った家庭，その土地の風土と文化，宗教や民族，そうしたものすべてが混じり合って形成されたその個人の文化そのものといってもよい．朝はご飯でなければという人，こんがりと焼いた厚めのトーストにバターをたっぷりという人，1杯の香り高いコーヒーですませる人，何を食べるかは，ひとそれぞれであるが，ひとは食べなければ生きてはいけない．

　この毎日繰り返されるいとなみは，種族を維持する生殖行動とともに，すべての生き物に組み込まれている遺伝的な行動である．ひとの生活はさまざまな作業のいとなみによって構成されるが，生存を左右する食事は，そうした日々

の生活の原点にある基本的ないとなみである．その基本的ないとなみとしての「食べる」ことの障害は，個人の日常生活における障害でありながら，社会文化的な側面と深く関連する障害である．精神や身体の機能の障害により，自分で自由に食べることができない，ふつうに食べることができない，その不自由さや異常は，そのまま命につながる問題となる．

「食べる」ことの障害に対する作業療法の援助にあたり，ひとにとって「食べる」ということがどのような意味をもつのか，また生活において生じる食行動の障害や異常を，「食べる」行為や動作の障害もしくは異常という視点から見直すことにしよう．

ひとにとって「食べる」とは

「食べる」こと，食事は，栄養薬理学（nutritional pharmacology）や生理学の視点からすれば，食べ物を体内に取り入れ，生命を維持し，子孫を残していくために，成長や活動に必要な栄養分を補給する行動である．中枢神経の反応によって引き起こされる本能的な欲求に基づいた行動の一つにあたる．「食べる」ということに対する欲求は，ひとのすべての欲求の基本となる生命維持に関するもので，この基本的な生理的欲求が満たされることで，より高次の欲求が生まれるとMaslow[1]はいう．この本能としての欲求は人類共通のものである．

そして，「食べる」欲求はすべての欲求の基本ではあるが，それは階層的なものではなく，常に高次の欲求と深い関わりをもって現れる．ひとにとって毎日繰り返されるありふれた習慣である「食べる」という行動は，命をつなぐという本能的な目的を超え，生活に楽しみを与え，他者とのつながりをつくり，確かめる手立てとして，家族の要となる共同行為（共食）として，また生活の中の儀式として日々いとなまれる．ときには，自分の気持ちを落ち着かせるために食べたりもする．

また，群で食べることはあるが，人類以外の動物は，成体になれば個体単位で摂食するのが原則である．それに対して人類は，特定の事情を除けば，ある集団で食べ物を分配しながら共同飲食する．その共食する集団の基本的単位が家族である．個体と種の存続のための食べ物の獲得と分配のために，群をな

し，家族が生まれた．その進化・社会化の特性より，家族が人類を生んだともいわれている[2,3]．

家族と社会集団を形成することで，食べ物を適切に獲得し分配するために，人間は食料を生産し，保存し，そのままでは食べられないものを食べたり，より食べやすく加工し料理するようになった．生産，保存，可食化（食べることができるよう調理，加工する）は，生態系の中における食べ物の獲得において，他の動物に比べ著しく人間を優位にした．そして生産，保存，可食化とそれに伴う生態系における食の広がりは，それぞれの時代，地域の気候や風土に応じた食文化を生んだ[4-8]．人間のとどまることを知らない好奇心は，美食を求め[9]，可食の域を超え，奇食，珍食といえる域にまで広がっている[10]．

このように「食べる」ことは，きわめて心理的，社会的，文化的ないとなみといえよう．そしてその官能的な快楽ゆえに，自己コントロールのありようによっては，楽しみともなり，健康を損なったり生活の破綻にもつながる禁断の果実ともなる．食事は栄養摂取以上の，人間の精神が介入した文化であると梅棹[11]はいう．

何を食べるか，いつ食べるか，だれと食べるか，どのように食べるか，「食べる」欲求は，「からだの空腹」だけでなく「こころの空腹」を満たし，栄養の欠乏だけでなく「ひととのつながり」を補い，人間のさまざまな欲求を象徴するものでもある．「食べる」ことの相関とそれに関連して生じる危機は，図1のように概観される．

食行動の障害や異常は，社会文化の影響を受けながら，「食べる」ことに象徴されるさまざまな事象の問題を背景にもっていることが多い．そうした意味において，食行動の障害や異常の治療援助にあたっては，対象となる人の生活文化における食の意味，食の役割，食習慣などを把握しておくことが必要になる．食が豊かになったことや生活習慣の変化により，一概にはいえないが，現在の日本の文化における食行動には，おおよそ次のような意味，役割，習慣が考えられる．

　①栄養補給（基本的な生理的欲求の充足，基本的信頼と不信の源）
　②生活自律の基本（自己コントロールの基盤，社会的役割）
　③日に3度の食事の定着（社会的習慣）
　④交流としての食（儀式としての共食，家族の共食，コミュニケーション手段）

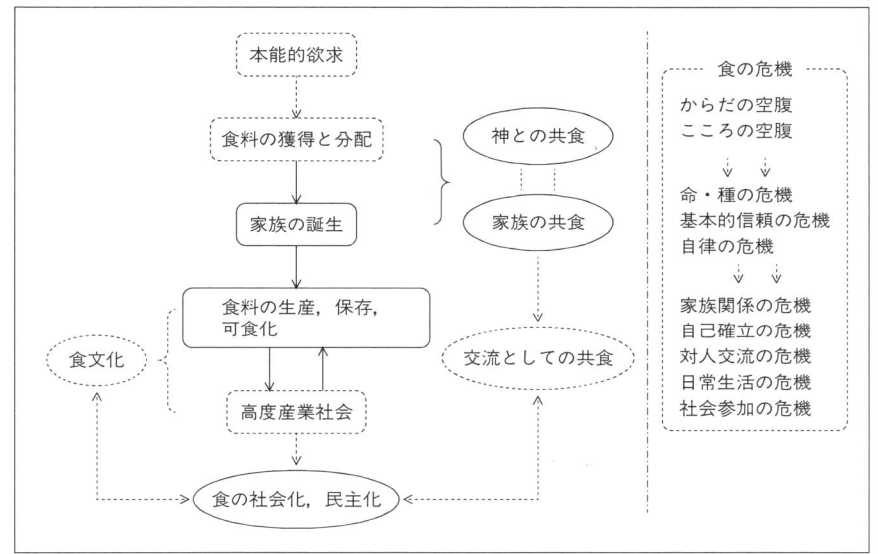

図1 「食べる」ことの相関と危機

⑤楽しみ，発散としての食（ストレスの解消，攻撃性の昇華・代償）

もちろんこれらは，時代の移り変わりに伴って変化するため，食行動の障害や異常に対する治療援助においては，常にそうした社会文化の影響による変化をつかんでおくことが必要になる．

1．栄養補給としての食事

ひとが生命を維持し，成長し，活動し，子孫を残していくためには，たえず必要な栄養素が補給され，代謝されなければならない．食事は，その栄養（nutrition）[12]といういとなみにおいて，ひとが必要な食べ物を食べる行為をいう．

栄養補給としての食事は，1日数回，中枢神経の反応によって引き起こされる本能的な生理現象である．血中のブドウ糖濃度や遊離脂肪酸の濃度の変化，いくつかの神経伝達物質に対して，視床下部外側野の摂食中枢（feeding center）が反応することによって，栄養分の不足は胃部に投射され，空腹感を引き起こし食欲となる．食欲は，適度であれば快の情動と結びつき，飢餓状態になると不快感を伴って摂食行動を促す．

空腹感は生理的欲求であるが，食欲は個人の食生活体験によって後天的に学習されたもので，仕事量，年齢，性別，健康状態，食習慣，気分・感情などの個人要因，そして天候やその時の雰囲気といった環境要因まで，多くの因子の影響を受ける精神的な欲求である．したがってひとの食行動は，性行動とともに生命現象をつかさどる本能行動であるが，栄養補給としての食事も，大脳皮質レベルのコントロールが大きく働く行動である[13]．

栄養補給という視点からすれば，食行動の障害は，栄養の欠乏もしくは過剰，場合によっては不適切なものの摂食などにより，ひとの健康を損ない，成長発達の障害を引き起こし，生命を危うくするものである．

2. 生活の自律と食事

摂食行動の自律は，情動や対象関係の発達と切り離して考えることはできない．摂食行動は排泄とともに，ひとの生活の自律（自己コントロール）の基本をなす行動である[14,15]．食べ物の入手や食事を作る行為を含めた食の自律の時期は，思春期を境に個人により大きく異なるが，他の人の手を借りずに飲んだり食べたりできるようになる摂食行動の自律（自食）は，排泄の自律とほぼ同じ3～4歳ころである．

大脳がまだ未完成な新生児の摂食行動は，吸飲反射や口唇探索反射などの原始反射に支えられている．本人の意思よりも，渇きや空腹といった本能的な一時的欲求と反射に基づき，すべては主として母親の手にゆだねられる（全面依存）．そして，たいていは母親のからだから与えられる母乳が，ひとが最初に口にする食べ物となる．母親に抱かれて乳を飲む時，そのからだのぬくもり，やわらかさと匂いは，母乳の味とともに，赤ん坊のからだとこころをいっぱいに満たす．母親から与えられる母乳は，赤ん坊にとって空腹を満たす栄養分としてだけでなく，母親との肌のふれあい（身体感覚）を通した安心・信頼の体験となる．この「食べる」ことの始まりの体験は，自分自身の身体に対して自律性をもたない乳児にとって，大きな安心であると同時に，ただ身を任せるしかない不安を含んだアンビバレンスな体験である．満たされるか，満たされないか，どのように満たされるか，乳児にとってのアンビバレンスな体験は，基本的信頼と不信[16]の源となる．

やがて身体機能の発達や精神的な成長に合わせ，食行動を自分自身のコントロールの下に置くことができるようになる．この授乳から離乳への「食べる」

ことの自律の過程で，空腹を満たす摂食経験は，母親との暖かいふれあいが引き起こす情動的・官能的体験として記憶される．そうして，食べ物や食べるということの生理学的，栄養薬理学的側面は，ひとのつながりや位置づけなど日常生活や社会生活におけるあらゆる事象の象徴的な意味をもつようになる．そのため「食べる」ということが，ひとにさまざまな情動を引き起こすようになるのである．

年をとり心身の機能が衰えると，ひとは再び食事の世話を他者の手にゆだねざるをえない状況が起きることがある．一人の人間として自律して社会に参加しようとする時，基本的な生活能力・行為として，食事の自律が個人に要求される．食行動が自律した者にとっては，手料理をごちそうになるなど食を相手にゆだねることは，母親の愛を受ける交流性にもつながる喜びである．しかし，日々の命をつなぐために食事を他者にゆだねなければならなくなるということは，心理的にも依存的，受動的になり，また二者関係においては従属的な立場に立ちやすくなる．そうした自分の状況を受け入れなければならないということは，ひとによっては，情けなくなったり悔しい思いをすることもあるだろう．もちろん食行動に援助が必要になれば，毎食のことであるから，本人だけでなく，共に生活するものにとっても大きな負担となる．

食の自律という視点からすれば，食行動の障害は，基本的な日常生活において他者の介助の必要性を問うものである．生命の基盤を他者にゆだねざるをえないということは，心理的にも大きな負担となる．

3. 日に3度の食事

栄養補給という生理的意味においては，日に一度は食事をしたほうがよいが，その時間や回数は生理的に決められたものではなく，社会的な問題である．狩猟・採集が中心の生活では，食事時間や回数を一定にすることは難しく，獲物が手に入った時が食事の時間になる．農業や牧畜などにより食料確保が安定するようになることで，やっと定期的な食事が可能になったと考えられる．

1日3食の習慣は，ヨーロッパでは18世紀，日本では江戸時代以降にみられるようになった．いずれも，社会経済の発展と近代化によるものである．本来の栄養補給を目的とする摂食行動のリズムが，近代化に伴う労働時間の延長により，一般的には日に3度の食習慣として定着したものと考えられてい

る[17,18]。

　日に3度の食習慣という視点からすれば、3食が定着し、空腹や飢餓におびえなくてもすむようになってから、食行動の障害として拒食という問題が出現したことは興味深い現象である。そして、都市化が進むにつれ、夜間労働や交代勤務など労働時間帯の多様化により、日に3度の食習慣も不定なものとなっている現象があり、家族の共食や一定した栄養補給という点でも新たな問題がみられ始めている。

4. 交流としての食事

　山形では秋になると家族や友人、職場や趣味の仲間などさまざまなグループが集まり、河原に石を積んでかまどを作り、鍋に里芋、牛肉、コンニャク、ネギなどを入れて煮る芋煮会という野外での鍋料理の会が催される。山形の秋の風物詩ともいえるものであるが、芋煮会に何回呼ばれたかが交流の広さを示し、芋煮会に呼ばれたかどうかが、自分がその集団に受け入れられているかどうかの尺度になっているともいわれる。

　そうした風習は少なくなったとはいえ、レクリエーションのように形を変えながら、まだ日本のあちらこちらに残っている。民族学的にいえばケ（日常）の食習慣に対して、神人共食に由来する祝祭性・儀式性が、冠婚葬祭の共食やさまざまな公的な場における友好を目的とした晩餐会など、ハレ（非日常）の場で共に食事をする習慣[19,20]として残っているものといえよう。

　共食は、食料の獲得と分配に始まる家族の成立と関連した人間特有の社会的行動である。この家族の連帯の象徴である共食は、ひとのさまざまな社会的集団において、つながりをつくったり維持する手段となった。「同じ釜の飯を食った」という言い方に表されるように、血縁はないが深いつきあいを意味または意図する対人関係に関連した生活行為[19]として、さまざまな形で共食が行われるようになったのである。実際に私たちの生活の中では、学校や職場における新人歓迎会、歓送会、慰労会、忘年会、新年会、男女の出会いを求める合同の懇親会（コンパニー）とさまざまな形の共食が、交流を深めたり、確認する意味で行われている。人類にとって、最も重要で基本的な交換物としての食べ物が社会関係を調整する手段となり、その獲得と分配をめぐって社会集団が生まれ、人間同士の関係や社会集団の連携をめぐって、ある集団特有の食事作法や食事のタブーなどが生まれた[21,22]。

性と食の場である家庭において，哺乳に始まる親が子に食べ物を与える食事は，家族全員によってなされる家庭の共同行為（共食）であり，家庭を表象する．しかし，食料の供給がシステム化された高度産業社会においては，食事に関する階級差や地域差が少なくなり（食の民主化），レトルト食品やインスタント食品，調理済みの食品が手軽に入手できるようになったことで，家庭の台所と食卓は社会の中へと移り（食の社会化），共食する食料の消費単位としての家族の役割が希薄になってきた．この，家族が共に食事をする共食の崩れが，最近頻発するようになった未成年の事件などの社会的な歪みの原因の一つと考えられ，今後の大きな課題でもある．食の社会化と民主化は，伝統的な秩序からの解放とその崩壊，生活の便利さによる日常生活技能や社会生活技能の退行化など，新たな問題をもたらしている．

共食という視点からすれば，食行動の障害は，他者との交わりの障害，家族においては家族関係という食卓の問題を象徴するものといえよう．

5. 楽しみ，発散としての食事

食事は，祭りや休日，旅などにみられるように，日常のストレスからの解放，発散としての楽しみの行為としても大きな意味をもつ．これは「食べる」という基本欲求の充足に伴う快，食の祝祭性，「喰う」という食に昇華もしくは代償された攻撃性が背景となっている．「喰う」ということに象徴される攻撃性は，「やけ食い」などに始まり，その攻撃性が自己の内に向かう能動的な行動となる時，過食や不食など医療の対象となる食の異常にまで至ることがある[23]．現在の日本は，一部を除けば24時間いつでもどこでも飲食物が手軽に手に入る．食べ物を獲得し分配するための努力が不要になり，調理する場所や技術がなくても，生きることが可能になった．これは20世紀後半の先進国と称される高度に産業化した一部の国の状況であり，いつまで続くか分からない．そうしたひとの衝動をたやすく満たすことができる現在の日本の現状が，その安直さゆえにひとの退行を助長しているともいえよう．

楽しみ，発散としての食事は，常に罪責感と裏腹な官能的快楽として，ひとの自己コントロール能力が問われる行動である．

「食べる」ことの障害・異常

　ひとの食行動は，その個人の好みや食習慣，精神的な状態，さらに家庭環境や文化の影響を受けていとなまれる行為である．そのため食行動の障害には，器質的な要因と精神的な要因が相互に関係していることが多い．

　一般に食行動の障害・異常は，精神障害においては行為の障害であり，身体障害においては動作の障害として現れる．しかし，それが身体的な障害であれ，精神的な障害であれ，対象はその障害がある人間である．精神障害においても行為の障害が動作の障害を引き起こす．身体障害においても，日常生活の障害という視点からすれば，単に動作の障害という考え方から，個人の心理的要因などを考慮に入れた生活行為[24]という見方が必要になる．また，高次脳機能障害のように，従来の身体障害，精神障害といった分類にとらわれると，その全体像を見失ってしまう問題もある．したがって，作業療法の対象となる食行動の障害・異常の要因を，大きく行為と動作という2つの側面から考えてみることにする．便宜的ではあるが，ここでいう行為とは，目的・動機をもった意識された行いをいい，動作とは，ある目的のために手足や身体を動かすことをいう．

1. 食行動の障害・異常

　前述した定義からすれば，行為の障害とは，器質的な異常はなく，身体を動かすという要素動作としてはできるが，実際の行動を要求される場において，動作能力以外の要因の影響で，目的とする動作が行えないことをいい，動作の障害とは，なんらかの器質的要因により，からだをある目的のために動かす能力の低下をいう．

　食行動の障害・異常を行為・動作の障害として考えると，その原因は図2のようになる．実際には，食行動の障害・異常は，何か一つの原因で生じるというものではなく，いくつかの原因が重なっていることが多い．そのため，作業療法の援助・指導にあたっては，それらの原因の関連性を知ることが必要になる．

　図に関して少し説明すると，「食べる」行為の障害・異常の原因としては，学習・理解，情緒・意欲など心理的問題，生活習慣，高次脳機能障害，精神病

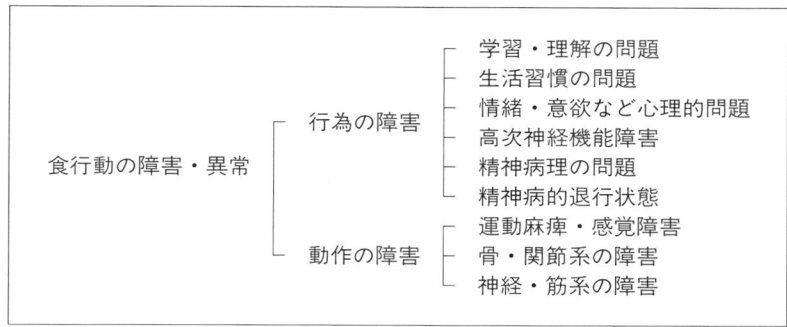

図2　食行動の障害・異常の原因

理の問題，精神病的退行などが考えられる．学習・理解の問題とは，個々の動作に必要な身体の運動機能的な障害はないが，たとえば発達上の障害などにより，通常の成長過程であれば自然に身につく動作の学習ができていなかったり，動作の意味が分からないため行えないことをいう．また痴呆などにより食事をするという動作の意味を十分統合して理解できないため，目的のある動作として行えない場合をいう．

　生活習慣の問題は，学習の問題も関係するが，育ち方や習慣，さらにその行為に対する意味，価値観などを含んだ生活文化の相違から生じる問題である．

　情緒・意欲など心理的問題とは，「ここで食べるのはいや」「この人たちと食べるのはいや」「この人に食べさせてもらうのはいや」といったように，食事をする環境や対象との関係などで起きる抵抗，反抗や抗議などのような示威表現として，また感情，不安，緊張，心配や精神的なショックなどにより「食べたくない」「食べる気がしない」といったような場合を指す．

　高次脳機能障害によるものは，脳血管障害などによる脳の器質的病変により認知機能に障害が起こり，適切な行為ができなくなる場合をいう．精神病理の問題とは，分裂病障害にみられる拒食や痴呆症にみられる異食など，精神症状の影響などにより，正常心理学による理解の範疇を少し超えた理解が必要となる食行動の異常をいう．

　心理，生活習慣，精神病理の問題に関する下位要因としては，パーソナリティ，育ち方（生育歴），その行為が行われる環境（いつ，どこで），周囲の人の評価，行為を促す人の接し方，精神的な機能の障害，発病後の経過，薬物の影響などが相互に関連している．

表 1 「食べる」行為の障害・異常

a．器質的要因による食欲の異常な亢進・低下
b．拒食，不食，減食など摂食量の異常な減少
c．過食，大食，気晴らし食い，むちゃ食いなど異常な食べすぎ
d．偏食，選食，特定の食物を嫌悪，特定の食事パターンなど偏った食べ方
e．異食，食糞など食べ物ではないものを食べる
f．共食を避ける，できない
j．ひったくり食い，盗食，隠れ食い，異常な早食いなど食事態度の異常
h．食事の仕方が分からない

動作の障害の原因としては，運動麻痺・感覚障害，骨・関節系の障害，神経・筋系の障害などがある．

2．「食べる」行為の障害

行為としての食事に関する問題は，現象としてみると表1のようなものがある．精神機能障害に関する詳細については，「II-1 精神障害に伴う食の異常・障害へのアプローチ」を参照していただくことにし，ここでは，各項目に沿って，主として行為の障害という視点からその要因の概略をまとめることにする．

1）器質的要因による食欲の異常な亢進・低下

表1のaは，b，c以外の食欲の異常な亢進・低下で，おもに器質的な要因によるものである．食欲が亢進する疾患としては，甲状腺機能亢進症，糖尿病が挙げられる．低下を引き起こすものには，胃疾患（胃炎，胃潰瘍，胃癌など），腸疾患，食道疾患，口腔疾患や胆石・胆嚢炎，急性肝炎など消化器疾患に関するものが多い．また消化器疾患以外にも食欲の低下をきたすものがある．そして，器質的な要因による食欲低下には，疾患に伴う精神的な要因も加わることが多い．

2）拒食，不食，減食

表1のbは，特に器質的な要因がないのに，拒食，不食，減食など異常な摂食量の減少がみられる場合である．不安やストレスなどが原因で食欲が減退するといった類から，成熟不安から食そのものを拒否する，毒が入っていて食べられないといった精神病理の現象として現れるものまでさまざまである．拒

食，不食，減食など食の減少に関する要因としては，次のようなことが考えられる．
　①抵抗，反抗，抗議などの示威表現
　②不安，緊張，心配，精神的なショックなど
　③神経性無食欲症
　④うつ反応，うつ状態
　⑤被毒妄想などの精神症状

3) 過食，大食，気晴らし食い

表1のcは，bとは反対に，特に器質的な要因がないのに過食や大食などがみられる場合である．この場合にも，不安やストレスに対してその軽減のために食べるといったものから，不食同様に精神病理の一現象としてみられるものまである．異常な食べすぎに関する要因としては，次のようなことが考えられる．
　①不安，緊張，心配の代償
　②欲求不満・ストレスの発散，代償など
　③神経性過食症の精神病理
　④躁状態
　⑤うつ状態の躁的機制
　⑥著しい精神病的退行状態
　⑦脳の機能障害などによる満腹中枢の異常

4) 偏食，選食

表1のdは，特定の食べ物が食べられない偏食，特定の食べ物しか食べない選食や食のパターン化，特定の食べ物を嫌悪するといった食事の偏りなどである．その要因としては，次のようなことが考えられる．
　①しつけ，親子関係など生育過程の問題
　②嘔吐，下痢，じんま疹など過去の食事に関連した不快体験
　③妄想など精神症状の影響
　④生活の障害ともいえる適応力の低下

5) 異　食

表1のeは，やや特異な食の異常として，食べ物とみなされないもの（土，砂，ごみ，紙など）を食べる行動である．異食といわれ，まれに食糞がみられることもある．知的障害児・者，構われない乳幼児，統合失調症，認知症など

の一部にみられることがあるが,これは乳児にみられる口唇行動への固着,ないしは退行したものととらえられている.

6) 共食の不能と回避

表1のfは,家族や他の人と一緒に食事をすることを避けたり,できないなど,共食に支障がみられる場合であるが,次のようなことが考えられる.

①抵抗,反抗,抗議などの示威表現
②神経性食欲不振症の精神病理
③対人関係の否認,回避(心理的背景)
④著しい精神病的退行状態
⑤未学習や知的発達の問題

7) 食事態度の異常

表1のjは,他の動物と違う人間の文化的いとなみとしての共食の障害の一つともいえるが,ひったくり食いや,先を争うように食べながら食べ物が口の中に残っている間に席を立つなど,慢性の統合失調症の一部にもみられるような食事態度の異常がある.これらに対しては,次のようなことが考えられる.

①抵抗,反抗,抗議などの示威表現
②対象関係の障害
③著しい精神病的退行状態
④未学習や知的発達の問題

8) 食事の仕方が分からない

また,食べ物があっても食事の仕方が分からないといったこともある(表1のh).これは発達上の未学習や知的発達に問題がある場合と,高次脳機能障害や重度の痴呆などにみられるように,食べるという行為に対する認知に障害が生じた場合がある.

3.「食べる」動作の障害

動作としての食事に関する問題としては,現象としてみると表2のようなものがある.身体機能障害に関する詳細については,「II 食の障害に対する理論と実際」の各項を参照していただくことにし,ここでは,各項目に沿って,主として動作の障害という視点からその要因の概略をまとめることにする.

1) 食器や食べ物を持つことができない

表2のaは,さまざまな原因で食器や食べ物を持てない,保持できないな

表2 「食べる」動作の障害

| a．食器や食べ物を持つことができない |
| b．食べ物を口まで運べない |
| c．食べ物をかみ砕いたり飲み込むことができない |

ど，おもに筋力の問題が原因となるものである．持てないという障害に対しては，次のようなことが考えられる．

①中枢神経系や末梢神経系の障害などによる運動麻痺
②筋・神経系の障害による筋緊張の亢進・低下
③手指，上肢の欠損・変形などによる把持機能の低下
④疼痛による把持機能の低下

2) 食べ物を口まで運べない

筋力の問題はなく，食べ物や食器などを持つことはできるが，口まで持ってくることができないとか，うまく運べないといった障害に対しては，次のようなことが考えられる．

①骨や関節の障害による可動域の制限
②疼痛による可動域の制限
③運動失調や不随意運動により目的動作がうまく行えない
④感覚・知覚障害により適切な動作が行えない

3) 食べ物をかみ砕いたり，飲み込むことができない

食べ物をうまくかみ砕いたり，飲み込むことができないという表2のcの障害は，咀嚼や嚥下など口腔・嚥下相の運動機能障害にあたり，原因としては次のようなことが考えられる．通常は発達初期と老年期にみられる．

①歯列の異常や歯牙の欠損や過多による咀嚼力の低下
②口腔内の触覚の過敏性
③嘔吐反射や咬反射
④舌の不随意運動など機能の不全
⑤発達のアンバランスによる口腔の形成異常に伴うかみ合わせの不具合

おわりに

　食行動の異常や障害は，身体機能の障害に起因することもあれば，ひとのこころの苦しみの現れの一つとしてみられることもある．いずれにしても，「食べる」ことの支障は，ひとの命の質，生活の質，人生の質に大きく影響する．（うまいねぇ…）と目が語り，食事を味わい，楽しんで食べる．病いや障害がある人たちに，そんな一時がもてるようにする，生活支援の小さくて大きな目標である．

引用文献

1) Maslow AH : Motivation and Personality, 3rd ed. Harper & Raw, New York, 1987（小口忠彦訳，人間性の心理学．産業能率大学出版部，1987）
2) 河合雅雄：人間の由来（上）．小学館，1992
3) 河合雅雄：人間の由来（下）．小学館，1992
4) 福田一郎，山本英治：米食の民族誌．中央公論社，1993
5) 浜田義一郎：江戸たべもの歳時記．中央公論社，1977
6) 三宅　眞：世界の魚食文化考．中央公論社，1991
7) 森枝卓士：アジア菜食紀行．講談社，1998
8) 鯖田豊之：肉食の思想．中央公論社，1966
9) 北大路魯山人（平野雅章 編）：魯山人味道．中央公論社，1980
10) 小泉武夫：奇食珍食．中央公論社，1987
11) 梅棹忠夫，石毛直道，中尾佐助，他：食事の文化．世界の民族ゼミナール．朝日新聞社，1980
12) 前田アヤ：看護婦と栄養学．看護 MOOK 1　栄養と看護．pp.1-9，金原出版，1982
13) 末松弘行：食行動の生理と病態．看護 MOOK 1　栄養と看護．pp.31-36，金原出版，1982
14) 宮島文子：食事と排泄．看護 MOOK 15．pp.70-75，金原出版，1985
15) Henderson V : Basic Principles of Nursing Care, 2nd revised. International Council of Nurses, Geneva, 1997
16) Erikson EH : Identity and the Life Cycle. International Universities Press, New York, 1959（小此木啓吾訳編：自我同一性．誠信書房，1973）
17) 石毛直道：食事の文明論．中央公論社，1982
18) 加藤秀俊：食の社会学．文藝春秋，1978

19) 石毛直道：食卓の文化誌．文藝春秋，1976
20) 加藤秀俊：習俗の社会学．PHP研究所，1978
21) Harris M : Good to Eat ; Riddles of Food and Culture. Simom & Schuster, Inc., New York, 1985（板橋作美訳：食と文化の謎．岩波書店，1988）
22) Lupton D : Food, the Body and the Self. Sage Publications, London, 1996（無藤　隆，佐藤恵理子訳：食べることの社会学．新曜社，1999）
23) 筒井末春：食・性・こころ．現代のエスプリ　**197**：5-20，1983
24) 竹内孝仁：リハビリテーションにおける日常生活と障害の構造．医学の歩み **115**：848-853，1980

II
食の障害における見方とアプローチの実際

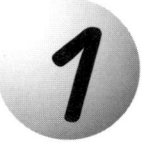 精神障害に伴う食の異常・障害へのアプローチ

山根　寛
Hiroshi Yamane
(京都大学大学院医学研究科)

> **Summary**
> 　精神的な機能の障害に伴う「食」の異常や障害は,「食べる」ということの生理的,心理的,社会的,文化的な意味合いを大きく反映して現れる.本章では「食べる」ということに象徴されるさまざまな問題が引きおこす「食」の異常・障害のメカニズムを説き明かし,摂食障害を中心に,精神障害に伴う食の問題に対する作業療法の関わりについて述べる.

はじめに

　ひとにとって「食べること」は,すべての欲求の基本となる欲求でありながら,常に高次の欲求と深い関わりをもっている.日々繰り返される習慣である「食べる」という行動は,命をつなぐという本能的な生理的目的を超え,生活に楽しみを与え,他者とのつながりをつくり,確かめる手立てとして,家族の要となる共同行為(共食)として,また生活の中の儀式として,日々いとなまれている.ときには,不安や不満,攻撃衝動の代償として,自分の気持ちを落ち着かせるために食べたりもする.生きるために必要な食べ物をなんとか確保しなければならない状態と食べ物が豊富にある状態とでも,食の意味は大きく

異なる．

　そうした食に関するさまざまな生理的，心理的，社会的，文化的な意味合いが，原因とも結果ともなって，食の異常という形で象徴的に人のこころの内を表象する．1960年代より先進国で急速に増加し続けている拒食や過食といった食行動の障害は，一部男性にもみられるが，女性，それも思春期の女性に多い．食べなければ生きていくことができない人間にとって，食べることが病いの焦点となる，飽食の時代のメタファーともいえるような現象である．

　一方，社会から閉ざされた古い精神病院では，あてのない悠久の時間の中で，一刻を惜しむかのように，味わうこともなくかき込み飲み込み，そそくさと席を立つ食事光景を目にする．食卓の談笑などとはほど遠い，慢性の統合失調症といわれる人たちに多くみられる摂食風景である．それはまるで「食べるということ」に象徴される人との関わりを避けているかのようでもあり，生きる楽しみや望みを奪われた人たちに唯一残された，食べることへの退行という防衛のようでもある．

　ストレスマーカーとしてみれば，食の異常は何を訴えているのだろうか．ここでは，「食べること」にみられる障害のうち，神経性無食欲症や神経性過食症を中心に，精神障害に伴う食に関する異常・障害と作業療法の関わりについて取り上げる．

精神障害における食とその異常

　精神障害における食の異常・障害は，拒食，過食，偏食，異食といった直接摂食行動にみられるもの，共食の不能，盗食，夜間摂食などのように食事そのものではないが食に関連したもの，そして摂食の異常から二次的に生じる身体的な障害がある（図1）．

　これら精神障害に伴う食の異常・障害は，食行動の異常そのものがおもな症状として病態を示す場合と，食行動の異常が部分的，副次的な問題としてみられるような場合とがある．前者は神経性無食欲症（anorexia nervosa）や神経性過食症（bulimia nervosa）など，狭義の摂食障害（eating disorder）といわれるものにみられる．後者は精神病的退行状態やうつ病などにみられる部分症状，そして摂食障害や部分症状以外にみられる不安，緊張，不満など，さま

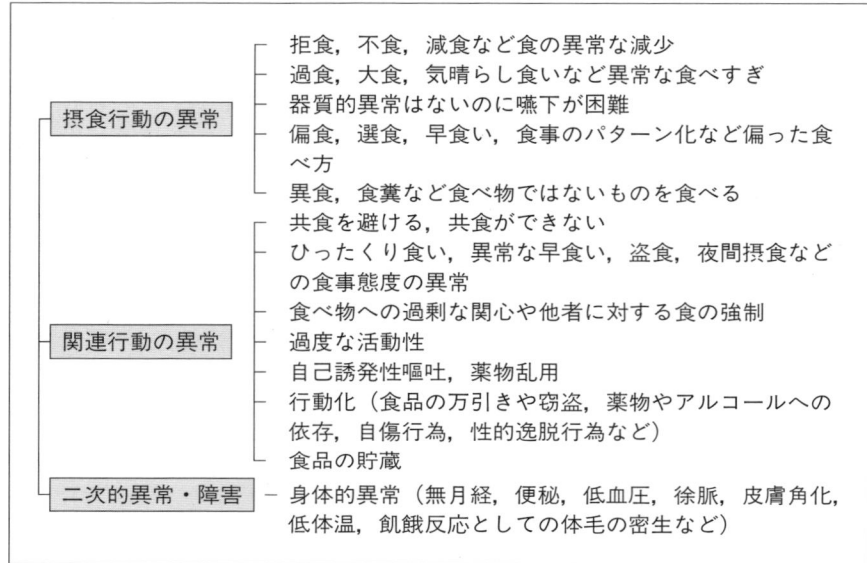

図 1 精神障害に伴う食に関する障害・異常

ざまな心理的問題を背景とした象徴的表象としてみられるものである．現象として現れる異常・障害が似ていても，その原因となる疾患や障害によって治療的な関わりは異なる．

発達の初期にみられる食の障害に関しては「II-2 発達に障害をもつ子どもたちに対する食事支援」の稿に譲り，ここでは摂食障害と部分症状や，心理的問題を背景とした象徴的表象など，その他の食の異常についてまとめることにする．

1. 摂食障害と食の異常

摂食障害は，病気とはいいにくいサブクリニカル（準正常）な状態から，神経症，境界型人格障害，精神病レベルに至るまで，その範囲が広いことが特徴である．時代や地域，社会的風潮，生活状態，食料事情といった文化的な影響を強く受け，やせ願望が強い社会の中で思春期の女性を中心にみられる．男性や，食べることに精一杯な社会における発症はきわめてまれである．これほど性差，年齢差，地域・文化の差が大きい障害は類がない．病因に対する見解もさまざまな変遷をたどり，家族モデル，精神力動モデル，認知行動モデル，社

表 1 摂食障害の診断基準（DSM-IV）[7]

神経性無食欲症（anorexia nervosa）
A．年齢と身長に対する正常体重の最低限，またはそれ以上を維持することの拒否（例：期待される体重の85％以下の体重が続くような体重減少，または成長期間中に期待される体重増加がなく，期待される体重の85％以下になる）．
B．体重が不足している場合でも，体重が増えること，または肥満することに対する強い恐怖．
C．自分の体の重さまたは体型を感じる感じ方の障害：自己評価に対する体重や体型の過剰な影響，または現在の低体重の重大さの否認．
D．初潮後の女性の場合は，無月経．つまり，月経周期が連続して3回欠如する（エストロゲンなどのホルモン投与後にのみ月経が起きている場合，その女性は無月経とみなされる）．

神経性過食症（bulimia nervosa）
A．むちゃ食いエピソードの繰り返し．むちゃ食いエピソードは以下の2つによって特徴づけられる．
　1）他とはっきり区別される時間の間に（例：1日の何時でも2時間以内の間），ほとんどの人が同じような時間に同じような環境で食べる量よりも明らかに多い食べ物を食べること．
　2）そのエピソードの間は，食べることを制御できないという感覚（例：食べるのを止めることができない，または何を，またはどれほど多く食べているかを制御できないという感じ）
B．体重の増加を防ぐために不適切な代償行為を繰り返す，たとえば，自己誘発性嘔吐，下剤・利尿剤・浣腸またはその他の薬剤の誤った使用，絶食，または過剰な運動．
C．むちゃ食いおよび不適切な代償行動は共に，平均して，少なくとも3カ月間にわたって週2回起こっている．
D．自己評価は，体型および体重の影響を過剰に受けている．
E．障害は，神経性無食欲症のエピソード期間中にのみ起こるものではない．

会文化的モデル，うつ病モデル，嗜癖モデルなど多くの疾患モデル[1-6]が提唱されてきた．

現代社会のメタファーのようにもいわれるが，素因も含めた生物学的要因，心理的要因，社会的要因といった多軸的な視点からの理解が必要である．参考までにDSM-IV[7]による摂食障害の診断基準を表1に，これまでに示されている多面的モデル[8]をさらに改変したものを図2に示す．

1）何が原因なのか

摂食障害の発症には，器質的な脆弱性や体型など生物学的な要因，成育過程における問題や家族間の葛藤，個人の自己志向の低さ（高い依存傾向）や完璧

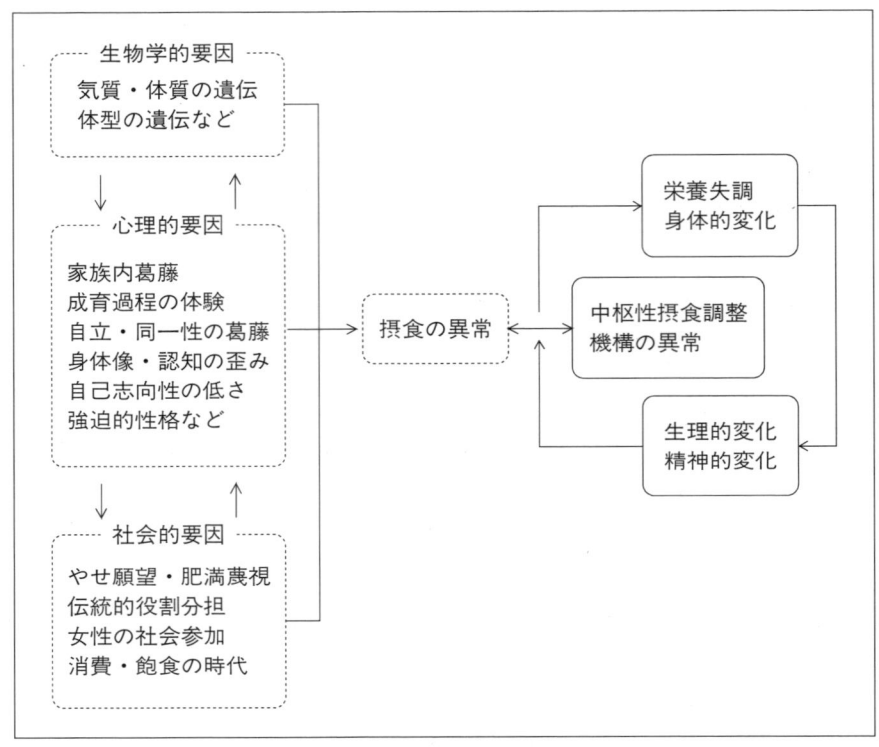

図 2 摂食障害の多面モデル

主義，強迫的な性格，自己課題など心理的要因，伝統的役割分担や女性の社会参加といった社会における女性の役割のあり方やダイエットブーム，スリム志向など社会文化的な要因が複雑に関係している．摂食障害は，過食から始まる場合もあるが，多くは本人の意志によって行われる食事制限もしくは摂食困難な状況から始まる．二次的に生じる栄養失調に伴う障害を除けば，異常・障害の大半は，彼らが選んだ，もしくは選ばざるをえなかった生き方といえよう．拒食と過食は相反する現象にみえるが，基本的な心性は近しく，経過の中でそれぞれに移行したり，双方の症状を併せもつこともある．

2) 病態と症状の悪循環

身体のふくらみが消え，骨が浮き上がるほどやせながら，自分の存在，命をかけて食欲を抑制しているかのような神経性無食欲症．無食欲というが，決して食欲が失われているのでも，食べ物に関心がないわけでもない．まったく食

に関心がないかのように食べようとしない者もいれば，夜中にこっそり冷蔵庫の中が空っぽになるほど食べ，食べては太ることへの恐怖から指を喉の奥に突っ込んで吐き出したり（自己嘔吐〈self induced vomiting〉），大量に下剤を使ったり（浄化行動〈purging behavior〉）する者もいる．

一方，周期的に飢餓状態にみまわれるかのように，むちゃ食いを繰り返す神経性過食症．食べても食べても「こころの空腹」は治まらず，食べることで襲いくる罪悪感と絶望感の中で食べたものを吐き出し，下剤を使い，自分を空にして落ち着き，空虚感からまた食べるということを繰り返す．

不安定な摂食状態が続くことで，中枢性摂食調整機構に異常が生じ，飢餓による栄養失調状態と同じような生理的変化が始まり，脳を含む内臓諸器官の萎縮や二次的な身体的異常（図1）などの生理的変化がみられるようになる．また精神的な飢餓状態や過食に伴う罪責感などから，精神的特性も強化される．そうした生理的変化と精神的変化が相互に影響し，持続因子となり，悪循環を繰り返すようになる[9]．栄養失調状態が続き死に至ることもある．

2. その他の食の異常

部分症状としてみられる食の異常とは，さまざまな精神疾患に伴う症状の一部としてみられるものをいう．その疾患に特異的とまではいえないが，通常みられるものとしては，躁うつ病の躁状態における暴飲暴食，軽うつ状態の過食，うつ状態の食思不振，境界性人格障害の拒食や過食，統合失調症の妄想に影響された拒食や偏食，妄想の影響ではない食生活の偏り，統合失調症や認知症の精神病的退行状態でみられるひったくり食いや異常な早食い，異食，身体表現性障害の転換障害にみられる不食や過食などがある．

それらは基本疾患の病理と深く関連して，食という行為に象徴的に現れた対人関係の障害といえよう．たまたま食に関して現れたというものもあるが，多くは次に述べる心理的問題を背景とした異常と同様に，ひとにとっての食に関するさまざまな意味合いが深く関連している．

また，部分症状というほど基本疾患との関連はなく，心理的背景が理解しやすい防衛や行動化にあたるものがある．食が表現・防衛の手段として使われているもので，①欲求不満・ストレスなどの発散や代償としての過食，②抵抗，反抗，抗議などの示威表現としての不食や共食の拒否，③対人関係の否認，回避，放棄としての共食の拒否，などがある．

作業療法アプローチの基本

このような食の障害に対し,作業療法としてどのように関わればよいのだろう.対象者の生活の障害という点では,食の障害は生理的現象であるとともに,ひととの関係のありようや自己コントロール,自己同一性の問題として重要な作業療法の課題である.ここでは摂食障害,その他の食の異常に分けて,作業療法におけるアプローチの基本的なことについて紹介する.

1. 摂食障害に対して

原因や経過の概略からも分かるように,摂食障害にみられる異常や障害は,病気とはいいにくいサブクリニカルな状態から神経症,境界型人格障害,精神病レベルに至るまでさまざまある[10].生命の危険が考えられる場合は栄養という意味での症状マネジメントが必要である.また治療過程においては治療の継続を妨げるような行動化も多くみられるため,治療の開始にあたり,時間,場所,頻度などの限界設定を行ったうえで,治療法も精神療法,薬物療法,その他の身体的療法,認知行動療法,対人関係療法,家族療法などを組み合わせながら統合的に進められる.

1) 作業療法の目的と役割

精神療法,認知行動療法の一環として作業活動を用いる場合もあるが,多くは他の療法と相補する形で行われる.作業療法は,**表2**に示すように作業活動の特性[11]を生かし,具体的な活動により,以下のような「こころのブレーキ」を安心してゆるめる体験を通して,自分の希望や不満を伝えたり,自分を振り返り,こだわりや強迫的な構えを少なくし,多様性を受け入れる中で自分なりの価値観や生き方,ひととの関わり方を見いだしていく援助を行う.

①自己愛を満たす
②失敗してもなんとかなるという体験
③活動を楽しむ
④活動を通した行為や結果を他者から認められる体験

このような作業活動の特性を生かした「こころのブレーキ」をゆるめる関わりは,認知行動療法や対人関係療法などの一環として作業療法を行う場合であっても,そうした療法と相補する役割をとる場合であっても,基本的には同じ

表2 作業活動(ひとが作業をすること)の要素

身体性	こころの歪みを身体のエネルギーで発散	適応的アクティングアウト
	リズム,繰り返しがこころの安らぎをもたらす	鎮静と賦活
	五感に聴いて自分を取り戻す	身体自我の回復
操作性	自分の力を知る	自己能力の現実検討
	できるという感じ	有能感の充足
目的性	注意,集中を助ける	合目的的機能
没我性	楽しみや苦しみすべてを超え癒す力	心理生理学的機能
意味性	社会的意味,価値がひとの気持ちを支える	モチベーション
	個人的意味,価値がひとの存在を支える	自己尊重
具体性	自分の力を知る	自己能力の現実検討
投影性	ことばに頼らず気持ちを伝える	カタルシス

である.

そうして,他の治療との連携の仕方にもよるが,少し積極的な治療的介入を担う場合には,

⑤病的な問題対処・不適応行動から適応的な行動がとれるようになる

⑥症状を含む身体表現から言葉で表現できるようになる

⑦歪んだ自己概念の改善

といったことが目的となる.

2) 作業療法への導入と評価

作業療法への導入にあたっては,「いつでも,あなたのしてみたいことを」といったような曖昧な約束をしないことが必要である.たとえば,時間や場所など限界設定を明確にしたうえで,「病気のこと,心配なこともあるでしょうが,作業療法では,あなたがこれまでしたことがないこと,してみたいことを,楽しみながら一緒にやってみましょう」といったように,病気にとらわれることなく,楽しんで何かに集中してみるように勧める.

開始にあたっては,一般的な生活歴,現病歴,治療歴に加え,現在の身体的な機能の状態,問題となる行動を含めた生活の状態,行動や治療者を含む他者との関わりのありよう,家族との関係,作業療法導入のいきさつと本人の受け入れ状況など(表3)の情報を得ておくとよい.

3) 作業療法のプロセス

a.初期には受容的・支持的な個別対応から

開始初期には身体面の医学的管理や生活の管理上,行動制限のあることが多

表 3 摂食障害に対する作業療法における評価項目

基本情報	生活歴,現病歴,他
家族関係	家族構成,家族内力動,母子関係,きょうだい間の葛藤
身体面の問題	身長・体重と変動,栄養状態,生理的機能の異常
精神面の問題	認知の歪み(ボディイメージ,自動思考,その他)
行動面の問題	食行動(摂食状況,自己誘発性嘔吐,下剤の使用)
	その他(過活動,強迫的行動,生活上問題となる行動)
他の治療	身体療法と行動制限の有無・内容
	その他の療法(認知行動療法,家族療法,対人関係療法など)
その他	対人特性,興味関心

い.また,他の患者との比較や競い合いがみられることもある.そのため原則として,作業療法は個別的な関わり,もしくは個別な関わりとパラレルな場(ひとと場を共有しながら,同じことをしなくてもよい場)[12]の併用から始める.行動制限が多い治療的管理の中で,作業療法士の直接病理に触れない受容的・支持的な関わり,作業を介した具体的な関わりが,治療におけるストレスを和らげる.最初は自分で決定することができないことが多いため,作業種目は作業療法士の責任で選んで一緒に行う.慣れてくれば複数の種目を示すことで,自分で選択し決める機会を設けるようにする.初期の作業は,準備も簡単で場所を選ばず,短時間でできる構成的なものが負担が少なくてよい.

過食などの症状は,不安や不満を感じるようなストレス状況にある時や,何もすることがなく退屈さを感じている時などにみられる.自分の手から何かが生まれる,そのことが楽しみとなったり,活動に取り組んでいる時には,そうした症状はみられない.

b. 個別対応からパラレルな場へ

作業療法士の受け入れがなされ,自分でもいくつかの選択肢の中から作業を選ぶといったことができるようになると,個別的関わりからパラレルな場へと活動の場を移す.そうすることで,他者がいる場でも安心して活動する体験を多くする.また,作業療法への参加や道具の準備・片づけ,活動の選択など,自分で責任をもてるようにする.作業療法士との関係ができてくると,活動時間や作業の内容などに関し,わがままとみられるような言動が現れる.受容的に接しながら,導入期の限界設定を再確認し,受け入れられないことはきちんと伝える.作業療法で行ったこと,できたものを受けとめ,認めることが信頼関係へとつながる.初期の限界設定はこうした時期のために必要である.

c. こころのブレーキをゆるめる

パラレルな場では、担当の作業療法士以外の者が、自分の作った作品に関心を示したり賞賛するといったことが自然にみられる。そうした、作業活動や作品、作業療法士を介した他者との関わりが、「こころのブレーキ」をゆるめ、自分を受け入れる機会となる。

そうした他者との関わりの中で、自分の希望や不満を伝えたり、自分を振り返り、こだわりや強迫的な構えをしなくてもすむようになり、人は人、自分は自分という多様性を受け入れ、自分なりの価値観や生き方、ひととの関わり方を見出していくことができるようになることが望ましい。治療の初期からグループを用いることは難しいが、同じような問題をもつ者との小グループ体験の場があれば、時期をみて参加できるとよい。

4) 作業療法における関わりのコツ

いろいろな原因が背景にみられる摂食障害であるが、その多くに境界型人格障害にみられる衝動性や自己破壊性があり、作業療法における関わりにおいても、そうした特性に対する理解と配慮が必要である。起こりやすい問題に対する関わりのコツを示す。

a. 一定しない関係について

作業療法士に対してもまるで関心がないとでもいうような希薄な反応から、関係ができるにつれ、理想化、甘え、反抗、わがままなど相手を試したり操作するかのようなアンビバレンツな言動がみられるようになる。そうした希薄、過適応、自己中心的・操作的な依存性は、見捨てられることに対する不安、脆い自我を守ろうとする強い防衛の現れである。また、反抗やわがままな言動は、良好な治療経過の兆候としてみられることもあり、それは抑圧されていた自己の現れである。いずれにせよ、作業療法士としては、わずかなことで急変する表面的な言動に振り回されることなく、患者の健康な部分を評価し、安定した一貫した対応を続けることが信頼を生む。受け入れられること、受け入れられないことをきちんと話して決め、適切な心理的距離を保つことが必要である。

b. 不安定な活動に関して

作業活動に関しては、初期には取り組もうとしなかったり、すべて作業療法士や母親などに代わりにさせようとしたりすることなどがみられる。そして、少しずつ取り組むようになると、ひとの干渉を避け、何もかも自分でしようと

し，限度なく過剰に続けたり，細部に関するこだわりや確認，強迫的な行動などがみられるようになる．関係が少しできれば自分にできそうにないところをこちらに頼んだりする．それらは極端な完璧主義の中にある不安や自信のなさが背景にあってのことである．作業活動を回避している時には，適度な関心を示しながら一定した関わりを保ち，過剰な活動やこだわり，強迫行動に対しては，無理なく楽しむ時間を共に過ごす中で，プライドを傷つけることなく現実的な対処をするとよい．

c．コミュニケーションに関して

言語によるコミュニケーションは下手で，どうせ分かってもらえないとでもいうように，コミュニケーションを放棄する傾向がある．そして，いやな時にはそっぽを向いたり，にらみつけたり，ため息をついたり，黙り込んだりといった態度がみられる．そうしたメッセージをこちらが読みとれない場合や自分の言ったとおりに相手が対応しない場合には，非難したり，ときには手がつけられないほど暴れたりすることもある．そうしたことが結果的に周りを操作することにもなる．症状があるかぎり周りが自分の言うことを聞いてくれるといった，病気を介しての人との関係を修正するためにも，自分の希望や不安などを少しずつ言葉で表現できるようにすることが大切である．そのためには，たとえば「あなたは，……と思っていたの？」と聞いたり，そうであるなら口で言ってもらうとよく分かるということを，こちらが言語化して伝えるようにするとよい．

d．作業種目に関して

統合失調症など他の精神的な障害がある人に対して，関わりの初期に食べ物に関する活動が用いられることが多い．摂食障害に対しても，本人が関心を示し，してみたいと興味を抱くものは何を用いてもよいが，初期には食べ物に関連した作業種目はひかえたほうがよい．症状がかなり安定し，自分の食に対するこだわりについて考えることができるようになれば，治療的に使うことができる．

5）治療上の連携と協力

摂食障害では，身体の生理的機能の問題とそれに伴う治療上の行動制限があり，また葛藤に伴うさまざまな問題行動，食行動の異常が，治療場面や生活場面に現れる．そのため，身体面・生活面での管理や指導，各治療との相補的役割の調整など，生活と治療全面にわたる情報の交換と連携が必要になる．特に

摂食障害に対しては，本人や家族をこうした治療の連携の中に組み入れ，お互いが理解し協力するということが欠かせない．

2. その他の食の異常に対して

摂食障害以外のその他の精神障害にみられる食の異常に関し，エピソードを通して基本的な理解と関わりについて述べる．

1）躁うつ病の躁状態における暴飲暴食

躁状態の時には，生活におけるすべての活動が過活動状態になり，食欲も過剰に亢進し，暴飲暴食がみられる．そして次第に食欲の亢進というより，食べるわけではないのに，やたらに多くの料理を注文したり，食料を買い込んだり，といったことがみられるようになる．

こうした状態は，食そのものの異常ではないが，言動全体の病的な亢進状態として，必ず後で本人自身が悔やむことになる．このような時期には，作業療法の場でも活動に対して一貫性，まとまりに欠け，興味関心が拡散する．社会規範に沿った制限と受け入れをはっきり示し，少しゆっくり休めるように働きかけることが必要である．具体的な対処は通常の躁状態に対するもの[13]と同じである．

2）軽うつ状態の過食，うつ状態の食思不振

うつになり始めの軽うつ状態の時には，食欲が低下することが多いが，ときに過食がみられることがある．これはいらいらした時のたばこの吸いすぎなどと同様，ストレス状態に対する口唇期レベルの防衛行動と考えられる．こうした一時的な防衛的過食は，本来のうつ状態になると食思不振に変わる．具体的な対処は通常のうつ状態に対するもの[13]と同じである．

3）境界性人格障害の拒食や過食

ひととの関係や自分に対するイメージ，感情が不安定で衝動的な行動をとる境界性人格障害では，うつ的な気分や強い焦燥感などから自虐的な拒食がみられたり，衝動的な過食発作などがみられる．実際に摂食障害と境界性人格障害はかなり高い頻度で合併しやすく，両者を分けることが難しいほど，摂食障害の多くに境界性の人格特性がみられる．

境界性人格障害にみられる食の異常に対しては，原則的には摂食障害に対するものに準じた対処を行う．

4) 統合失調症にみられる拒食や偏食

退院し，一人暮らしを始めてまもなく「だれかが食べ物に毒を入れている」と食事ができなくなった人がいた．話を聞いてみると，一人暮らしの不安や寂しさ，自信のなさが原因のようであった．面接時間を増やしたり，料理グループに参加することで少しずつ被害的な訴えは聞かれなくなった．こうした被毒妄想などによる食の障害は，患者自身原因は自覚していないが，多くは不安や自信のなさなど，なんらかの患者の心理的な背景の現れであることが多い．

「野菜が嫌いなら，日にミカン1つ食べるだけでもしないと，また体調を崩して入院するようになる」と，退院時に食の偏りを心配した主治医から言われた人がいた．しばらく順調に生活していたが，春先になり「入院させてください」と言ってきた．退院してから半年あまりは，主治医の言うようにミカンを買って食べていたが，次第に店にミカンがなくなり買えないから入院させてほしいということであった．なぜミカンを食べたほうがいいと言われたのかには注意が向かず，ミカンを食べることができなくなったので入院しなければと思い込んだようである．また，毎朝，お湯をかければよいインスタントラーメンを煮て，スープをすべて捨て麺だけを食べていた人がいた．戦争中，野戦で食事の係りをしていて発病した人である．

このように統合失調症の人の中には，偏食でも選食でもないのに，一度決めると特定のパターンを変えることなく偏った食事を続け，なかには栄養障害になったり，食生活で行き詰まり再入院してくる人がいる．適応力の低さ・低下としかいいようがないのであるが，作業療法では生活技能の一環として調理などとともに食事の工夫について指導することが必要になる．

5) 精神病的退行状態でみられる食の異常

認知症や慢性の統合失調症にみられるひったくり食いや異常な早食い，異食などは，認知の混乱から生じることもあるが，多くは退行現象と判断される．こうした精神病的退行状態に対しては，行為を制限することより対人的な関わりを少しずつ回復するような働きかけが有効である．深層には依存性と攻撃性が潜んでいることが多い．

6) 転換性障害にみられる食の異常

転換性障害に不食や拒食がみられる場合は，ひとの関心を引きつけようという自己中心的な依存の気持ちが背景にある．過食の場合は，欲求不満・ストレスに対する反応にみられる過食に近いが，関心を引きつけることができないこ

とに対する攻撃的な，また代償的な行為として，無意識的に食べることに夢中になることがある．

作業療法の場では周囲に対する配慮に欠け，作業療法士を自分の思いどおりに動かそうとしたり，独占したり，自己愛が満たされる時とそうでない時の言動の差が激しい．曖昧に何でも受け入れるような態度を示さず，患者の依存欲求を認めながら理性的な態度（態度療法でいう matter of factness）で関わり，適応的に自己愛を満たすことのできるような作業活動を用いる．

7）欲求不満・ストレスなどの発散や代償としての過食

出産に伴い発病し，入院中に夫に女性ができ，いつのまにか家族と食事をする時は少食になり，一人になった時の気晴らし食い，やけ食い，真夜中の布団の中での過食が止まらなくなった人がいた．このように食の異常が，欲求不満やストレスに対する反応として起きる場合には，通常，やけ食いとかストレス食いなど過食という形で現れ，一種の退行的な攻撃的要素を含んでいる．示威表現との違いは，発散や代償としての意味が大きく，食べることの快としての代償はなくなり，食べることの恥や悔恨，不機嫌を伴うようになる．

通常，食べるという行為による発散・代償は，日常生活においては適応的な防衛手段であるが，身体的な健康に影響が生じるほどであれば治療的な関わりが必要になる．その場合，本人自身の未発達な要素が，口唇期レベルの退行的で未熟な攻撃要素を含む食行動として現れていると考えられる．また食以外の行動面で攻撃・依存がみられることが多い．

そうした行動をとらざるをえない気持ちの共感が得られれば，本来の問題にたどりつくことは比較的容易である．基本的には神経症に対する治療と同様な精神療法を含めた治療的関与が必要になる．

8）抵抗，反抗，抗議などの示威表現としての不食や共食の拒否

示威表現としての食行動は，通常不食の形で現れる．積極的な意思表示の場合は，ハンガーストライキのように本人が自覚して行っていることが多いため，親身に聴く姿勢が伝われば，本来の訴えたいことが表現される．しかし，実際に治療的な関わりの中でみられる示威表現では，本人にも自分が本当に表現したいことが何なのか意識されていないことが多い．口唇的行為に関連して，自分が置かれた状況を飲み込めない，受け入れがたいといった気持ちが不食という形をとっているといえる．消極的にみえるが，無意識的ではあれハンガーストライキ同様，ある意味では命をかけた強い意思の表示とみることがで

きる．

そのような場合には，患者が何を訴えようとしているのか，知ろうとする姿勢が必要である．

9) 対人関係の否認，回避，放棄としての共食の拒否

ひとは共食をする動物であるといわれる．共に食事をする食卓は家族を形成する要であり，また「同じ釜の飯を食う」と表現されるように，家族以外の人との共食は対人的な交流としての意味が大きい．したがって，共食の支障は対人関係の否認・回避の現れの一つと考えられる．

比較的はっきりした他の原因があり，対人関係を避けているような状態に対しては，共食を避けている原因を理解しようとする姿勢が必要である．

また慢性の統合失調症では，ひとの食事の文化的な意味が失われ，味わうとか人と共に食事をするといったことなく，ただひたすらガツガツと詰め込んだり，ひったくり食いをしたりするような行為がみられることが多い．そして次第に自閉的な世界をつくってしまう．深層にある依存性と攻撃性の病理ともいわれているが，こうした場合は，作業療法では活動の時，皆と一緒にお茶を飲むとか，飲食を伴う活動を用いたりして，共に食を楽しむという関わりをもつようにするとよい．

おわりに

何を食べるか，だれと食べるか，ひとそれぞれであるが，ひとは食べなければ生きてはいけない．精神の障害に伴う「食べること」にみられる障害は，ひとのこころのさまざまな葛藤が食という形に象徴されて身体化と行動化として現れたものである．病理性そのものよりも生活に焦点を当て，健康な機能やひとの基本的な欲求を満たすことで問題となる行為・行動の改善を図る作業療法の関わりは，他の療法と相補する療法として有用なものといえる．

引用文献

1) 西川將巳：認知行動モデル．こころの臨床　**17**（増刊）：329-333，1988
2) 西園マーハ文：家族モデル．こころの臨床　**17**（増刊）：335-337，1988

3) 高木洲一郎：社会文化モデル．こころの臨床　**17**（増刊）：338-341，1988
 4) 舘　哲朗：精神力動モデル．こころの臨床　**17**（増刊）：342-344，1988
 5) 鈴木健二：嗜癖モデル．こころの臨床　**17**（増刊）：345-347，1988
 6) 切池信夫：うつ病モデル．こころの臨床　**17**（増刊）：348-350，1988
 7) American Psychiatric Association : Quick Reference to the Diagnostic Criteria from DSM-IV. American Psychiatric Association, Washington DC, 1994（高橋三郎，大野　裕，染矢俊幸訳：DSM-IV精神疾患の分類と診断の手引き．医学書院，1995）
 8) Halmi K : Current concepts and definition. Szmukler G, Dare C, Treasure J (eds) : Handbook of Eating Disorders ; Theory, Treatment and Research. pp.29-42, Willey, Chichester, 1995
 9) 高木洲一郎：摂食障害の仮説．こころの臨床　**17**（増刊）：326-328，1988
10) 下坂幸三：摂食障害の病態論，拒食と過食の心理．pp.45-167，岩波書店，1999
11) 山根　寛：道具としての作業・作業活動，ひとと作業・作業活動．pp.47-68，三輪書店，1999
12) 山根　寛：パラレルな場（トポス），ひとと集団・場．pp.69-79，三輪書店，2000
13) 山根　寛：躁鬱病にともなう障害と作業療法，精神障害と作業療法．pp.170-175，三輪書店，1997

2 発達に障害がある子どもたちに対する食事支援

加藤　寿宏
Toshihiro Kato
(京都大学大学院医学研究科)

Summary

発達障害がある子どもたちに関わる作業療法士の中で「食べる」ことに対する支援を行っている者は非常に多い．特に，①口腔運動機能の問題，②道具操作の問題，③偏食・こだわりの問題，に対して支援を行った経験は，誰でも一度はあるだろう．本稿では，子どもの抱えるこれらの「食べる」ことに関した問題に対し，筆者の臨床経験に基づき具体例を挙げながら，作業療法支援を行ううえで必要な事柄について述べる．

はじめに

「食べる」ことは，ひとが生きていくうえで不可欠な行為である．発達に障害がある子どもたちは，「食べる」ことに障害があることが多い．脳性麻痺を中心とする中枢神経障害に起因した運動障害がある子どもたちは，口腔運動や体幹・上肢の運動障害により，「食べる」ことが困難となる．また，知的発達障害がある子どもたちの中には，手づかみからスプーンやはしといった道具操作に移行できない，限られた食べ物や味つけしか食べることができない，人と一緒に食べることができない子どもたちがいる．

このような発達に障害がある子どもたちに作業療法士が「食べる」ことを支援することは，決してまれなことではない．その理由は，以下のとおりである．

1) 直接「生きること」につながる行為である．
2) 母親を中心とした家族とのコミュニケーションにとって重要である．

乳児期の母親からの授乳は，母子相互作用にとって重要なことはいうまでもない．Kaye[1]は，授乳の場面において，交替反応（turn-taking）の原型が認められるという報告をしている．乳児期後半から離乳食を食べ始めるようになると，家族と同じ食卓を囲み，食事を通して家族との楽しいコミュニケーションが生まれる．

3) 母親・家族のニードとして高い．

食事の自立が家族のニードとして高い理由として，以下のことが考えられる．

食事は1日の生活の中で数回あり，他の日常生活活動に比べ時間がかかる．座位姿勢が保持できず口腔運動機能に障害がある子どもは，家族が抱いたまま1回の食事時間が1時間近くかかることもある．また，口腔内で食べ物の処理がうまくできず，嚥下までに時間がかかる，むせるなどの理由から，本来は家族団らんとしての楽しい食事時間が，家族にとっても子どもにとっても苦痛な時間となることも多い．さらに，食物形態（大きさ，粘度，味つけ）も家族とは異なるものを用意しなければならないことも多く，家族にかかる負担は大きい．

母親が作った食事は食べずに，インスタント食品やスナック菓子などの偏った食べ物しか食べない知的発達障害の子どもを育てる母親は，育児に対し自信をなくしている場合がある．さらに，多動の子どもをもつ家族は食事時間でさえ子どもから目を離すことができず，家族団らんの楽しい時間すら，あわただしく過ぎてしまう．

4) 子どもの意欲が高いことが多い．

外界に対して興味を示すことが少ない子どもであっても，「食べる」ことに関しては意欲や興味を示す場合がある．

5) 食事動作は学習させやすい場合が多い．

食事動作は結果が直接，子どもの生理的欲求を満たす．そのため，因果関係の学習が容易な場合が多い．また，スプーン操作は運動の単位動作が少ないこ

ともあり，学習させやすい動作の一つである[2]．

6）食事動作の発達は対象操作の発達につながる．

対象操作の発達という視点から分析すると，食事動作は手づかみによる直接操作からスプーン，はしといった道具を用いた間接操作への発達である（後述）．道具を用いることにより，子どもが操作可能な対象は拡大する．たとえば手指では操作が難しい熱いもの，小さいもの（米粒など），液体や半固形物などが操作可能となる．

以上から，作業療法士が「食べる」ことを支援することは重要なことであるが，最も強調しておきたい点は，「食べる」ことが子どもにとっても家族にとっても「楽しみ」につながらなければならないことである．

本稿では，発達に障害がある子どもたちが食事を楽しむために，作業療法士としてどのような支援を行っていけばよいのかについて述べる．

発達に障害がある子どもたちの食の問題
―食べることを楽しめない子どもたち

発達障害に携わる作業療法士の勤務する施設形態の多様化に伴い，作業療法士が出会う子どもたちの障害像は多様化している．脳性麻痺を中心とした運動障害がある子どものみでなく，重度心身障害児・者や精神発達遅滞，自閉症といった知的発達障害がある子どもたちも作業療法の中心的対象となっている．さらに新生児医療の進歩により，脳性麻痺の臨床像は大きく変化してきている．食べることの難しさの原因が，単に運動障害に起因するのではなく，行為の障害に起因する子どもが増加している．

そのため，作業療法士が家族から求められる支援内容は，経管栄養から口腔摂取への移行，スプーン，はしなどの道具操作，椅子やテーブルの改良，偏食，異食などさまざまである（**表1**）．厳密にいえば，一人ひとりの抱える問題は子どもの社会的背景も含め一人として同じではない．そのため，一人ひとりに個別の治療目標，治療プログラムを準備する必要がある．それを実現するためには，作業療法士はより広く，かつ専門的な知識と技術を身につけなければならなない．

ここでは，食べることを楽しめない子どもたちに，個別の治療目標を立て，

表 1 家族,療育スタッフから作業療法士に求められる食べることの相談内容

姿　勢	食事の姿勢（犬食いになる），椅子，机，姿勢保持具
上　肢	手づかみ，こぼす（口に持っていく時，すくう時），スプーンを持たない，すぐに落とす，うまくすくえない，スプーンの向きをうまく調整できない，はしをうまく使えない（握りばし），茶椀・皿を持たない，食器・道具などの工夫
口　腔	口を開けない，口を閉じない，スプーンをかむ，食べ物を出してしまう，咀嚼が弱い・しない，嚥下までに時間がかかる，嚥下が弱い，まるのみする，食べこぼしが多い，感覚が過敏，むせる，嘔吐する
その他	すくう時に食べ物を見ていない，ぼーっとして動作が止まる，偏食が強い，異食，大食，食べることに興味を示さない，食べ物を手でもて遊ぶ，席をすぐに立つ，決まった席でしか食べない，人と一緒に食べない

治療介入を行ううえで必要となる知識を，
　①口腔運動機能に問題をもつ子どもたち
　②道具操作に問題をもつ子どもたち
　③限られたものしか食べない子どもたち
に焦点を当て述べる．特に道具操作や偏食に対しては，作業療法士に支援を求められることが急増しているにもかかわらず，報告が少ないので筆者の経験も踏まえ述べていく．

発達に障害がある子どもたちの食の問題と作業療法アプローチ

1．口腔運動機能に問題をもつ子どもたち

　職場によっては，作業療法士が口腔運動機能の評価から治療介入まで行っている施設も多いであろう．口腔運動機能に起因した食べることの障害に対しては言語療法士が介入することが多いが，言語療法士の数，能力，施設の伝統（?）などから作業療法士が実際の食事場面で食べ物を用い食事指導（eating therapy）にあたっている場合も多い．実際の指導については，多くの参考文献や講習会があるのでそのような機会を利用することを勧め，今回は取り上げない．

しかし，食べ物を実際に使わなくとも，食べるために必要な口腔運動機能の発達を促進させることは可能である．子どもの発達において口に入るものは直接栄養摂取に関わる食べ物のみでなく，おもちゃ，自分の手足など，栄養摂取とは直接関係ないもの（non-nutritive）も多くある．新生児期には母親の乳房や哺乳瓶といった，乳児の口には大きすぎるものが口腔に入ってくる．この大きさと形態は，下顎，舌，口唇の分離運動が未熟な子どもの吸啜運動を可能とする．しかし，自己の手足という，より小さいものが口に入ることで，下顎，舌，口唇の分離運動が促進され，後の多様な食べ物を食べることを可能にする基盤をつくる．さらに，この行動は，自己の身体図式の発達や，自分を慰め，落ち着かせるという自己調整（self-regulation）行動の視点からも重要である．

NICU（neonatal intensive care unit）を経由した脳性麻痺の子どもたちの多くは，身体の正中線方向の運動が困難なため，手を口に持っていくことで自分を落ち着かせることが難しい．そのために，常に不機嫌で泣き，母親が抱っこする以外には落ち着けない子どももいる．このように，食べ物を使わない取り組みも「食べる」ことや，子どもの発達を促進させるうえで重要である．

2．道具操作に問題をもつ子どもたちに対する支援

スプーン，はしなどの道具操作に障害がある子どもを支援するために必要な知識を整理する．

1）なぜ道具操作を支援するのか

子どもの発達は，「操作対象の広がり」という視点からもとらえることができる．前述したように，道具を用いることにより，操作可能な対象は大きく広がり，子どもの生活空間を拡大していく．入来[3]は，道具使用により，①道具を身体の延長とみなすことは脳機能の柔軟性を生み，②道具のもつ可能的機能はシンボル操作から言語へと発展し，③道具を用いることで因果関係を認識する能力を発展させ，④因果関係を推論して模倣する能力を身につけ文化の形成に至った，と述べている．

障害の有無にかかわらず，道具を操作する能力を育てることは，子ども，家族の生活を豊かにするのみでなく，「文化の担い手」を育てることにも関与する．

2）道具操作の発達

　母親の献身的愛情と探索-吸啜-嚥下の一連の反射（chain reflex）活動に頼っていた食べる行為は，自ら手や道具を使い主体的に食べる行為へと発達する．発達に障害がある子どもたちは，この発達過程を順調に進むことが困難である．そのために，現在および将来の生活に障害をもつこととなり，作業療法士により治療介入が行われる．

　作業療法士が治療介入をするうえで必要な知識として，正常発達の知識がある．しかし，正常発達の知識も単に発達指標（milestone）を知っているだけでは，治療には応用できない．重要なのは，障害の有無にかかわらず子どもたちは環境との相互作用を通して発達するということである．子どもたちが環境の何に気づき（どんな情報に基づいて）行動・運動を起こすのかを，知る必要がある．発達に伴い子どもの環境への気づきは緻密で広がりをもつようになり，その結果，行動・運動に多様性が生まれる．反対に，障害をもつ子どもは環境からの情報に気づかず，あるいは特定の情報に引っ張られるために運動・行動が限定され，環境とうまく関われない状態となる．

　ここでは，健常な子どもたちの食事の道具操作の発達を，環境への気づきという視点でとらえていくこととする（表2参照）．この視点で発達をとらえることで，発達障害がある子どもたちすべてに，作業療法士として道具操作の支援をすることができると考える．

a．手で直接食べる（手づかみ食べ）

　手づかみ食べは日本の文化的背景もあり，将来的には，させたくない食べ方であろう．しかし，発達的にみると手づかみ食べにはスプーン，はし操作に必要な能力が多く含まれている．

①2種類の手づかみ食べ

　子どもの手づかみ食べには2種類ある．手で把握したものを口（もしくは歯）でしっかりとらえ，手も口も把持（grasp）したままの状態で，食べ物を引きちぎり分割する方法（口 grasp-手 grasp 関係）と，口を開けたままで，手に持った食べ物を放す（release）ことにより食べ物を口に入れる方法（口 release-手 release 関係）がある（成人でもパン，焼き鳥を手で食べる時はgrasp-grasp 関係で，一口で食べられるスナック菓子のようなものは release-release 関係にあたる）（図1）．この2種類の手づかみ食べを使い分けるには食べ物の形状や硬さに気づく必要があり，これは視覚，手，口腔の触覚，固有

表 2　手づかみ・スプーン・はし操作の特徴

手づかみ	・2種類の手づかみ食べ 　　grasp-grasp の関係と release-release の関係 ・食べ物を直接触る 　　道具の先端を介しても食べ物が知覚できるための基盤となる ・食べ物をつまむ 　　2点でのバランス
スプーン	・突き上げるからすくう動作へ 　　①食器の特性に基づく運動の切り替え点としての面の知覚（突きあげる）から面としての面の知覚（すくう，かきあつめる）へ 　　②自己の視覚，運動感覚による運動の切り替え ・握り続ける動作（grasp-grasp の関係） ・握りの変化 　　回内握り，静的3指握り，動的3指握りへ移行 ・非利き手の重要性
はし	・イメージ先行のはし操作 　　はさむ道具としての認識 ・スプーン操作との共通点 　　①作用ばしは動的3指握り 　　②固定ばしは食べ物の固定，食べ物の下にもぐりこませる ・2点でバランスをとる

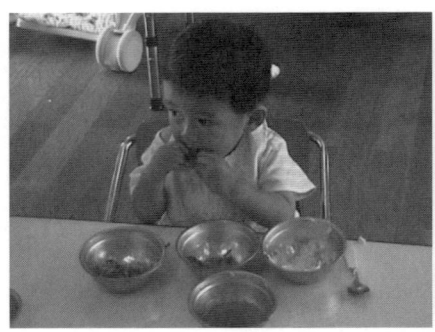

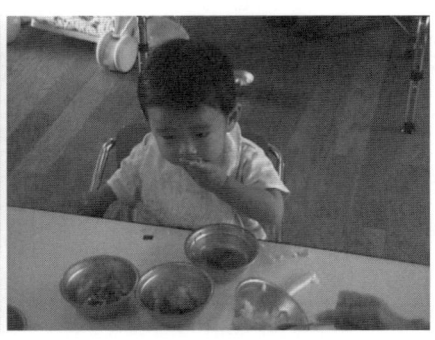

a|b

図 1　2種類の手づかみ食べ
　　a：grasp-grasp 関係，b：release-release 関係

感覚が重要となる．

grasp-grasp関係は将来のスプーン，フォーク操作と関係する．スプーンはスプーンを把持（特に尺側の把持が重要）し続けなければ，操作することはできない．発達に障害がある子どもは，手づかみ食べでもrelease-release関係の食べ方が多く，grasp-grasp関係の手づかみ食べが難しい子どもが多い．そのため，スプーンを握れない，握っていても食べ物が口に入った瞬間graspがゆるみ，落としてしまう子どももいる．スプーン操作への移行段階としてgrasp-grasp関係の手づかみ食べを治療に取り入れるとよい場合も多い．

②食べ物に直接触れる

手づかみ食べは，手で直接食べ物を触り，口に運ぶ行為である．直接触れることで，その食べ物の持つ硬さ，きめ，温度，重さを判断し，把持の仕方や力を調整する．1歳を過ぎるころには，スムースに口に入るよう適切な箇所（長い食べ物ならば端をつかむ）をgraspしたり，豆腐のような軟らかい物をつぶさずにつまむことも可能となる．また，見ただけで食物の大きさ，形状に合わせて手のかまえを作るプレシェイピングも可能となる．これを，中枢神経系の発達の視点からみると，体性感覚情報と視覚情報を統合する頭頂連合野の成熟に起因している．この直接的な手による経験は，スプーンという道具を介して間接的に食べ物の状態を把握し，操作するための基盤となる．

b．スプーンで食べる

①突き上げるからすくう動作へ

生後9～10カ月ころになると，スプーンに興味をもち，自分でスプーンを使って食べようとするようになる．しかし，最初はスプーンを持っても，皿をたたく，食べ物をつつく（図2a）などの，今までに獲得した手指の操作と同じ方法でスプーンを操作しようとする．食べ物をスプーンにのせる動作も，スプーンで食べ物をつつく→食器に当たる→スプーンを上げるという直線的動作であり，すくう（皿の表面をすべらせる）という動作ではない．スプーンを上げるきっかけ，すなわち運動方向を切り替えるきっかけは，食器に当たるという「点としての面の知覚」に起因している．そのため，スプーンに食べ物をのせる量は一定しておらず，のせることも難しい．何度か行ってうまくいかない時は，スプーンを持たない手での手づかみ食べになることも多い．また，スプーンを持たない手で壁を作り，壁に当てることで運動を切り替え，スプーンに食べ物をのせることや（図2b），口に入りやすいように対側の手でスプーンの

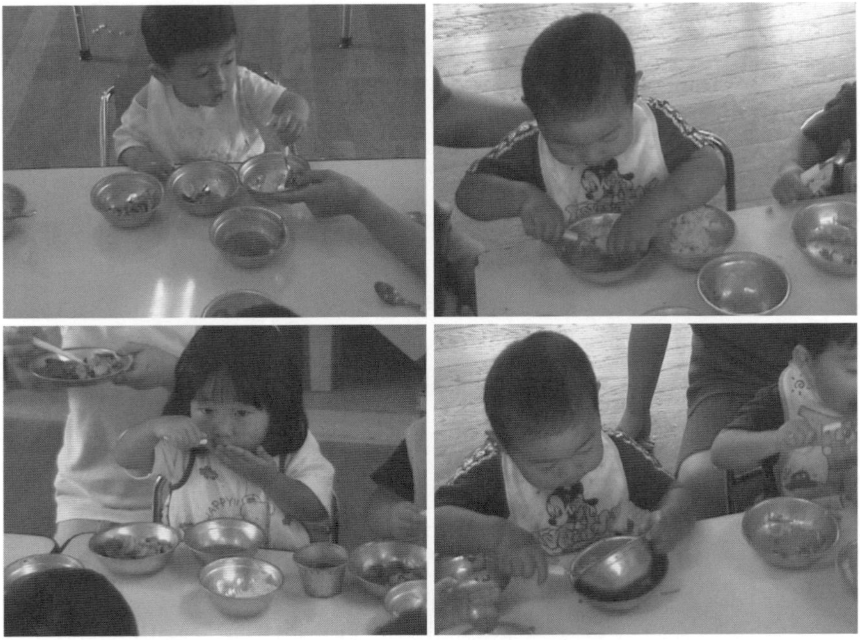

図 2 スプーン操作の発達

a	b
c	d

a：スプーンでつつく．
b：対側の手が壁の役割を果たす．
c：対側の手でスプーンの向きを変える．
d：スプーンを皿の内周に沿って動かすことが橈側の運動性を促進させる．

向きを変えることもある（**図2c**）．この時期のスプーン操作は皿，自分の手に当たるという外的な触運動感覚を手がかりとして運動を切り替える時期である．

　1歳半くらいになると，スプーンを皿，茶碗の表面に沿ってすべらせ食べ物をのせる，内周に沿って寄せ集めるなどの皿，茶碗の表面の感覚を連続的に知覚（面としての面の知覚）しながらの運動が可能となる．子どもはスプーンという道具を介して，点ではなく面として皿の表面を知覚することができることで動作がより正確で目的的なものとなる．このことは，スプーンの握り方にも影響を与える．皿や茶碗の表面や内周に沿っての運動は，手関節と橈側3指の運動性を促進させ（**図2d**），スプーンの握りを手掌回内・回外握りから静的3指握り，そして動的3指握り（母指，示指，中指の3指の遠位指節を用いて対

立位で保持し，主として指節間関節を動かすことで操作する)[4]へと変化させる．

さらに，1歳後半から2歳になると，汁に浮いた具をスプーンですくうなど，食器にスプーンが触れなくても食べ物をすくうことができるようになる．すなわち，自己の視覚，運動感覚により運動の切り替えが可能となる．この時期になるとスプーン操作は成人に近くなり，一応のスプーン操作の完成となる．

②利き手と非利き手-両手動作の重要性

非利き手の役割も食べることに関して重要である．非利き手は利き手を使いやすくするために，無意識に運動を調整している．利き手が視覚情報により運動を調整するのに対し，非利き手は視覚情報はほとんど用いず体性感覚情報に基づき運動を調整する．

非利き手の発達において両手動作は不可欠なものである．非利き手は単に「書道の文鎮」のようなおもりとしての役割のみではなく，目には見えないが利き手の運動方向と逆方向の運動を行うという役割がある．食器を押さえることも，単に上から押さえつけるのではなく，スプーンの運動方向と逆方向に押さえることにより安定して食器を固定することができる．子どもが自分の手で壁を作り，食べ物をスプーンにのせる動作（図2b）は，非利き手の役割を育むうえで重要な動作である．

2歳になると食器を空間で保持することが可能となる．液体の入った茶碗などを水平に保持するためには，茶碗の重心を手，上肢の触覚，固有感覚を通して感じなければならない．一方の手のみで重心を感じるよりも，両手で持つなど2点で支えることで重心がとりやすくなる．発達的にみても2～3歳では両手で食器を扱うことや，皿を一方の手と体幹ではさむように保持することで重心を調整している（図3）．この2点で重心を感じることが，片方の手掌の上で茶碗，皿を保持できる能力につながっていく．

そのほかにも，1歳半くらいまでは手関節の橈尺屈が未発達なため，スプーンの側面を口に入れる傾向がある．しかし，子どもの口にとってスプーンの側面は大きすぎるため，子どもは反対の手を用いスプーンの向きを変えることがある（図2c）．これは，非利き手がスプーンの向きを変えるうえで手がかりとして役立っており，非利き手は利き手の運動の成熟も助けていることが理解できる．

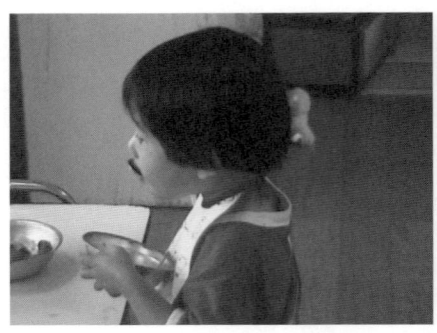

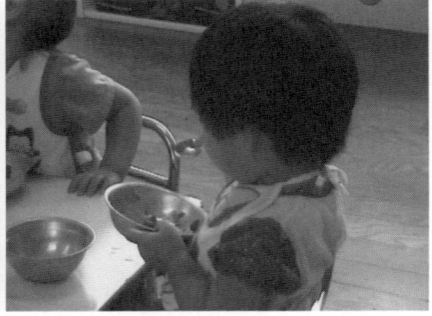

図3 体幹と上肢の2点で皿を保持する
a，bとも手と体幹の2点ではさむことで皿の重心を調整している．

c．はしで食べる

はしがあるからうどんや蕎麦がうまい．はしがあるから鍋を囲む歓びもある．刺し身にわさびをのせ，醬油をつけて食べる．これも，はしがあればこそである．鮎の塩焼きは，ナイフ・フォークでは食べようがない．日本の四季それぞれの料理を多くのひとと楽しく食べるには，はしは不可欠な道具である．

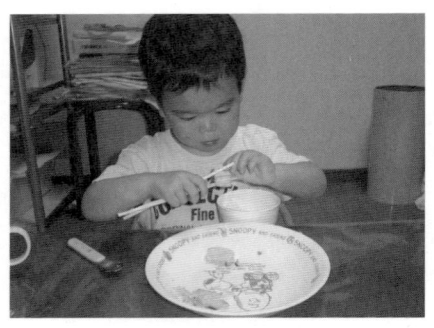

図4 はしを使い始めたばかりの子ども
はさむ道具という視覚イメージが先行している．

①イメージ先行のはし操作

子どもにとって家族が使っているはしは，あこがれの道具であろう．自分も皆と同じはしを使いたいと思うのは自然のことであり，2歳を過ぎるころからはしを使いたがるようになる．

スプーン操作の初期は，子どもが今まで培ってきた感覚-運動に基づいて動作を行っていた．スプーンを持っても，すくう動作にはならずに，今までのたたく，つつくといった子どものもっている運動がそのまま表現された．はしもこれと同様に，今まで使い続けてきたスプーンの感覚-運動イメージをそのままはしに投影するならば，スプーンのようにして使用するはずである．しかし，多くの子どもたちは両手を使ってまでも，はしに食べ物を何とかはさもうとする（図4）．はしは子どもにとって，「食べ物をはさむ道具」という視覚イ

メージが先行する道具であり，実際の操作はその後に試行錯誤を繰り返しながら獲得されていく．

②はし操作の基盤となるスプーン操作

はしは，別々の2本の棒を一つの手で扱う動作であり，その持ち方は人により若干の個人差がある．一般的に下のはしは動かず（固定ばし），上のはしを動かす（作用ばし）ことにより操作する．すなわち，一つの手の中に安定性（stability）と運動性（mobility）を共存させなければならない．作用ばしの操作は動的三指握りで行い，これは1歳後半からのスプーン操作において始まっている．子どものスプーン操作において，動的3指握りが可能であり，茶碗，皿に残った食べ物を自由自在に取ることができれば，はし操作の準備ができたことになる．発達に障害がある子どもにおいても同様に考えることができる．回内握りで突き上げることでスプーン操作を行っている子どもにはしを持たせたとしても，握りばしでスプーンと同じ動作になってしまう．また，はしの前段階の治療としてピンセットを用いる作業療法士もいるが，ピンセットとはしはまったく違う操作であることを理解しなければならない．ピンセット操作がうまくできるようになっても，決してはし操作はうまくならない．

固定ばしは，食べ物をはさむ時に作用ばしよりも早く食べ物に触れ食べ物を止めておく，もしくは食べ物の下にはしをもぐらせることが重要となる．これはスプーン操作におけるすくう動作と類似している．一見すると，はしとスプーンはまったく関係ない操作能力が要求される道具のようにみえるが，子どもはスプーン操作の中で，はし操作に必要な能力の基盤をしっかりと培っている．

③2点で重心をとる

はしの操作の大きな特徴は食べ物を「はさむ」ことである．2本の棒ではさむためには，食べ物の重心をうまく感じなければならない．手づかみ食べの時の素材の軟らかさ，大きさに応じて，母指と示指，中指で食べ物をつまむ動作は，手の延長としてのはしを介して食べ物の重心を感じとることの基盤となっている．

3）発達に障害がある子どもに対する道具操作の支援

ここでは，スプーン操作の支援を症例を通して述べる．

症　例：通園施設に通う男児（6歳）．

診断名：脳性麻痺，痙直型両麻痺．

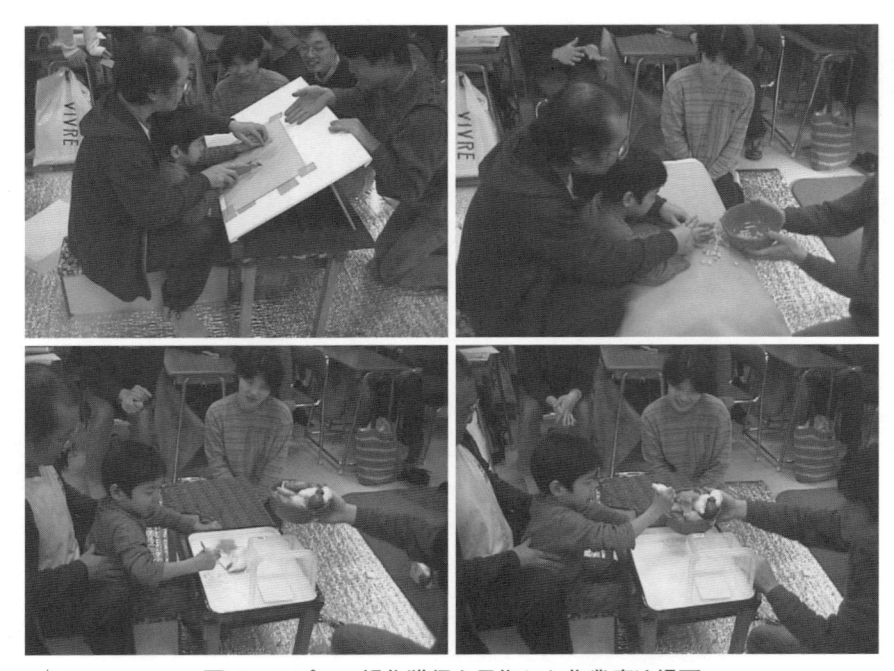

図 5 スプーン操作獲得を目指した作業療法場面
a：体幹の持続的伸展と体幹と上肢の分離運動の促進
b：尺側の安定性，面の知覚，両手動作の促進
c，d：自己の視覚，運動感覚による運動の切り替え

　食事は改良椅子にてスプーンを用いて，施設では自立している．座位姿勢は下部体幹低緊張のため骨盤後傾，体幹屈曲している．スプーン操作は突き上げる動作が主で，面に沿ってのすくう動作は困難である．努力性の上肢使用により肩甲骨挙上筋の筋緊張が亢進し，よりすくう動作を困難にしている．以下に，治療の流れと道具操作の発達のどの部分を治療に応用しているかを示す〔（　）の数字・アルファベットは，前述2）の本文に対応〕．
　活動名：祭りの金魚屋さん
　①商売に必要なお金を紙で作る．
　斜面台を用いた体幹の持続的伸展と，体幹と上肢の分離運動を促進する（図5a）．
　②金魚のえさを作る．
　握りに必要な尺側の安定性（a①）の促進と面の知覚，すくい→上げる運動の

切り替えのきっかけとしての両手動作を行う(b②)（図5b）．

③金魚をすくう．

前腕中間位でのgraspにより肩甲骨の挙上を抑制したうえで，すくう動作を促進する．

初めは水を少なくし面での運動の切り替え→水を増やすことにより自己の視覚，運動感覚により運動の切り替えを行う(b①)（図5c，b）．

3. 限られたもの，限られた場所でしか食べない子どもたちに対する支援

道具操作に関しての相談は，自閉症を中心とした知的発達障害児の家族からも多い．しかし，最も相談が多いのは偏食，異食，こだわりの問題であろう．ここでは彼らの偏食，異食，こだわりの問題をどのように考え，どのように支援していくのかを述べていく．

1）なぜ限られたものしか食べないのか

偏食に対する対応は，食べたくないものは食べなくてよい，無理に口に入れてでも食べさせる，好きなものと交換条件で食べさせるなど，その対応は施設，個人によりさまざまである．しかし，彼らがなぜ限られたものしか食べないのかをきちんと評価して支援を行っている，と自信をもって言える人はどのくらいいるであろうか．

2）偏食の原因を探る

子どもがパニックを起こさず，平穏な食事時間を過ごすことは家族，療育スタッフのだれもが望むことであろう．なんとかいろいろなものを食べさせたいという願いで，初めはいろいろと試行錯誤する．しかし，ほとんどの場合，子どもの拒否やパニックにあい，結局いつも同じものを与えてしまう．そのことが結果として，子どもの「こだわりとしての偏食」を助長することにつながり，ますます偏食が強くなる．このような悪循環に陥ってしまうケースは多い．極端な場合，スナック菓子のみで1日を過ごす子どももおり，健康管理の視点からも，早期に少しでも多くの種類の食べ物を口にすることができるよう支援しなければならない．そのためには，子どもが何にこだわっているのか，どの程度ならば妥協してくれるのかを以下のような感覚の視点から評価していく必要がある．

偏食が始まった時期を家族から聴くことは，偏食の原因を探るうえで重要な情報となる．ある特定の会社の粉ミルクしか飲まなかったり，離乳食開始から

偏食が強かった子どもは，味により食べる，食べないを判断していることが多く，偏食に対する支援には時間がかかる場合が多い．また，口腔周辺に触覚防衛が強い子どもは，触感が滑らかで一定したペースト状の離乳食初期の食べ物は食べていたが，固形に近づくにつれ，食べられなくなる傾向にある．

しかし，偏食の子どもたちは，乳児期にはいろいろなものを食べていたにもかかわらず，年齢とともに偏食が強くなることが多い．そのことは味よりもむしろ視覚的に食べる，食べないを判断している可能性が高い．

3）見た目で食べる食べないを判断する子ども

ご飯に味つけのりを巻かないと食べない5歳の自閉症の子どもがいた．施設では一口のご飯に味つけのり1枚を巻いてご飯が見えないようにして食べさせていた．筆者は食事場面で以下のように関わった．

①1枚ののりを半分にし，ご飯を見えないように隠す．
②のりを細かくし，ご飯が見えないようにかける．
③のりをのせるが，少しご飯が見えるようにする．
④ご飯の間にのりをはさみ，のりが見えないようにする．
⑤のりをのせたご飯を子どもの口元に持っていき，口に入る瞬間にのりを取る．

この中で彼が拒否したのは，④のみであった．⑤は，口に入りしばらくしてから「あれ？」という表情をしたが，食べることができた．

このような関わりから，彼の偏食の主な原因は味ではなく，見た目（視覚）であることが理解できる．⑤の場面から味も一要因になってはいるが，のりという味がなければ食べることができないわけではない．家族も療育スタッフも彼の偏食の原因を味としてとらえていたため，のりがないと食べられない子どもとして関わっていたようである．

このような状況がもっと長期に続けば，子どもに新たな視覚的なこだわりを生じさせ，「絶対にのりは1枚で巻く」という状況になっていたかもしれない．すなわち，子どもの偏食を周りの人が助長した可能性も考えられる．

本児の場合，視覚的なこだわりも，のりを小さくし，ご飯が見えても大丈夫であったことから，それほど強いものではない．しかし，なかには視覚的なこだわりが強い子どもも多くいる．その場合，見かけは変えずに，味を変える，食感を変えるなどの工夫が必要となる．視覚にこだわる子どもは，視覚のみで食べ物を判断し，それ以外の感覚を手がかりにして判断していない．すなわち

知覚レベルで判断していない状況である．知覚レベルで判断できる能力を身につけることで，見た目が違っても好きな味，食感を見つけ，食べることを楽しめるようになる．

4) 自分で食事を作る

街の食堂やレストランで食事をする．日常何気なく行っていることだが，そこで出されている食べ物は一体どんなものなのであろうか．本当に信用して口に入れてよいのであろうか．学生時代，飲食店でアルバイトをし，食材の管理，作り方のずさんさに驚いた覚えがある．食べ物を食べるという行為は，無意識のうちにそれが何から，どのように作られているのかを推測しているからできるのであろう．また，作った人に対しての信頼感も重要な要素となろう．もし，見たこともない食べ物を，道で初めてあった人から差し出されたら，口にするだろうか．

自閉症の子どもたちの偏食も，その食べ物が何であるかわからないことが原因となっていることも多くある．プレイルームで遊んでいて部屋に帰ってくると，いつの間にか自分の席の上に食事が用意されていた，こんな場面はないであろうか．

筆者が自閉症の子どもたちとキャンプに行った時，普段はポテトチップとフライしか食べない子どもが，自分でつかみ，串を刺し，焼いた魚を1匹食べたり，自分で野菜を切り，炒めた焼きそばを何杯もお代わりをするという経験をした．こうした例は1人だけではない．数多くの子どもたちが，このような経験をすることで，食べられなかったものが食べられるようになった．なぜ，そのようなことが起きたのであろうか？　推測するに，これは彼らの障害特性と関係していると考える．前述した見た目の違いも，手順としてみれば，醬油を少し多めに入れてしまったり，野菜の切り方を少し大きくしすぎてしまったり，といったほんの些細なことかもしれない．これを，実際の作る過程の中で経験すれば，できあがったものを「違い」としてではなく，「共通なもの」としてとらえることができよう．また，継次処理が苦手な彼らにとって，目の前にある食べ物がどのように作られているのかを時間的経過をさかのぼりイメージすることは非常に難しいといえる．さらに，人との信頼関係を築くことの難しさをもつ彼らも，自分で作ったものならば安心できよう．

彼らにとって「主体的に食べ物を作ること」は，「主体的に食べること」につながる可能性がある．しかし，日々の生活や治療の場で常に買い物や調理を

行うことは不可能であろう．ホームプログラムとして提供したとしても，家族の負担を考えると最初からすべてを子どもと行うことは不可能に近い．調理の一部や，皿に盛りつける，食品の袋を破る，といった一過程だけでも子どもに経験させることから始めるとよい．

5）食べること以外のこだわりを軽減する

偏食の強い子どもは，行動にもこだわりが強い場合が多くある．いつも同じ席でないと食べられない，食器を置く位置がいつも同じということがある．彼らのこのような行動は食事場面だけでなく，生活の中で一貫して現れる．偏食に対する支援は食事場面だけでは，効率よく行えない場合が多い．遊びや生活全般にわたって，こだわりを軽減することが重要である．

偏食にしても，その他のこだわりにしても，彼らのとらえている世界が視覚を中心とした感覚レベルであることに起因していることが多い．私たちは，視覚という単一の感覚モダリティーによって視覚世界をとらえているわけでなく，複数の感覚モダリティーが統合された視知覚としてとらえている．視覚のみでとらえてしまえば，見る方向が違えば異なった視覚像であり，異なった「もの」と判断できる．しかし，前庭，固有感覚といった自分の動きの情報と視覚が統合されることにより，見る方向が変わっても同一の「もの」としてとらえることが可能となる．このように複数の感覚によって情報が統合され恒常性をもつことは，子どものこだわりを減少させるうえで重要となる．子どもが動くことにより「もの」の見え方が変化するという経験や，触覚，固有感覚を通しての「もの」の探索，操作は子どもの恒常性を発達させるうえで重要である．

しかし，子どもの外界のとらえ方が感覚レベルであればあるほど，外界を変化させることに強い抵抗を示す場合が多い．その場合，子どもが望む結果は変化させずに，そこに至るまでの過程を変化させることから始めるとよい．彼らが作りあげてしまった安定した世界を壊すことは，彼らにとっては邪魔されている以外の何ものでもない．安定した世界を壊すのではなく，それを作っていく方法がいろいろあり，その中で新たな発見をさせていくことが重要である．たとえば席を作っていく過程や，食器がそこに置かれるまでの過程に多様性をもたせることが重要であり，そのことの積み重ねが，必ず食事も含めた子どものこだわりを減少させることとなる．そのためには作業療法士，療育スタッフの関わりの多様性が重要となる．

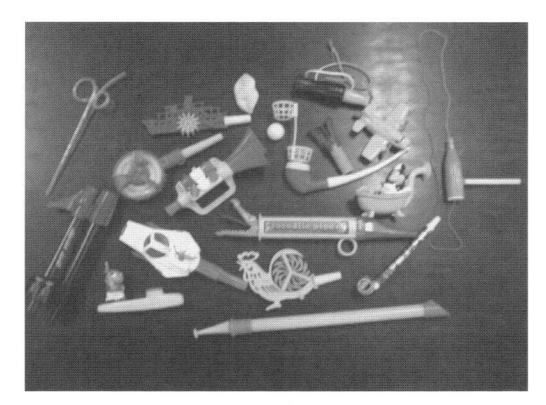

図 6　口腔を使うおもちゃ

6）なぜ，そんなものを口にするのか

　じゃがいもを生でかじる子ども，砂を食べる子ども，紙をいつも口に入れてかんでいる子ども，ほとんどの人が口にしないものを食べる子どもも多くいる．障害の有無にかかわらず，すべての子どもの行動の背景には必ず理由があり，その行動は子どもにとって必ずメリットがある．彼らはなぜ，そんなものを口にするのであろうか，本当にメリットがあるのだろうか？

　主として知的発達障害の子どもたちのもつ問題行動は，彼らにとってはsensory needsを満たす行動である場合がほとんどである．頭をたたく，自分を咬むなどの自傷行為や，他人をたたく，つねる，咬むなどの他傷行為は，強い固有感覚刺激がsensory needsとなっている場合が多い[5]．彼らの感覚に対する閾値は高い場合が多く，通常の生活では入力される感覚刺激が不足してしまう．それを補うために自ら強い感覚刺激を中枢神経系に取り込んでいると考えられる（多動の原因の一つにも考えられる）．

　実際の治療の中で，彼らのsensory needsと同じ感覚刺激を作業療法士が与えることで，彼らの問題行動は激減することからも理解できる．sensory needsを満たすうえで，感覚刺激を口腔に入力することは非常に有効である．口腔内の触2点域は舌先が極端に小さく，他の身体部位に比べ，触覚の感受性が高いことが報告されている[6]．また，かむ力は年齢，個人差もあるが自分の体重と同等もしくはそれ以上あるといわれており，かむことによって入力される固有感覚刺激は強力なものである．刺激に対する閾値が高い子どもたちが身体のより感受性の高い部分や，より強力な刺激が入力できる部位を用いて効率

よく sensory needs を満たそうとしていることが理解できる．さらに，運動企画や姿勢不安に問題があることの多い彼らにとっては，粗大運動遊びの中で主体的に固有感覚を入力する機会もきわめて少ないことが予想される．かむことは，単純な運動行為で効率よく sensory needs を満たせる行為であろう．

このように考えると，生のじゃがいも，紙をかむ，砂を食べる理由が理解できるであろう．彼らが，遊びの中で全身で十分に sensory needs を満たすことができれば，このような行動は減少する．また，口腔を使うおもちゃ（**図6**）も積極的に利用していくとよい．

おわりに

発達障害がある子どもたちの作業療法は，標準化された検査により評価を行い，それに基づいて治療方針を立て治療を行うことはまれであり，作業療法士と子どもとの相互作用を通し評価・治療を行う．そのため，作業療法士の能力により，治療効果に差が出ることが常にある．作業療法士という同じ看板を背負いながらサービス内容に大きな差があることは，専門職としては問題であろう．このことを少しでも改善するためには，子どもをどのような視点で評価し治療を行うのかを，文献の引用のみでなく臨床体験を臨場感あふれたことばで言語化していくことが必要であろう．

そこで筆者は食に関する支援を，現在まで行ってきた臨床の中で子どもとの相互作用を通して経験したことをもとに述べた．そのため，明日から出会う子どもとの関係の中で筆者自身の考え方も変化するであろうし，より良いものに変化させなければならないと考えている．読者の方もここに書かれていることがすべて正しい，完全であると思わず，日々の臨床の中でこれを足場にし，より子どもの支援に役立つものにしていただければと思う．その中で，新しい知見を言語化し，皆で共有し，また新たな知見を生んでいくことが，子どもの幸福と作業療法の発展に寄与するものと考える．

引用文献

1) Kaye K : Toward the origin of dialogue. Studies in Mother-Infant Interaction

(Schaffer HR, ed). pp.89-117, Academic Press, 1977
2) 辛島千恵子, 野村忠雄：精神遅滞児のセルフケアに対する作業療法. OT ジャーナル **24**：408-413, 1990
3) 入来篤史：サルの道具使用と身体像. 神経進歩 **42**：98-105, 1998
4) Erhardt RP (紀伊克昌 訳)：発達学的把持能力評価. 手の発達機能障害. p.62, 医歯薬出版, 1988
5) 日本作業療法士協会(編)：知的発達障害をもつ子どものソーシャルスキル. 作業療法マニュアル 28―発達障害児のソーシャルスキル. p.37, 日本作業療法士協会, 2001
6) 東山篤規, 宮岡 徹, 谷口俊治, 他：タッチの感覚. 触覚と痛み. p.13, ブレーン出版, 2000

3 脳血管障害に伴う食の障害へのアプローチ

寺田　佳世
Kayo Terada
(石川県リハビリテーションセンター)

Summary

　脳血管障害に伴う食の障害としては，身体や嚥下能力による動作的側面，認知・心理精神的側面，社会・環境的側面での問題が挙げられる．これらの問題に対処し，単に生命維持の行為ではなく料理を楽しむことや味わうこと，さらに人と人のなごやかな交流の場づくりをいかに提供できるかが作業療法の課題である．ここでは，作業療法士が食事に対して支援する時に必要となる，能力や環境の問題，また用具の不適合による食事姿勢や動作の問題，認知・心理精神的に起こる問題の把握と，具体的な治療的対応や能力改善の対応についての支援方法を述べる．

はじめに

　食事のおいしさは，半分以上，食卓の雰囲気で決まるのではないだろうか．家庭には和洋中華さまざまな料理に合わせ，さらに好みに合わせ磁器や陶器，漆器など数多くの食器や，はし，スプーン，フォークなどの用具が，食事場面を楽しくする．つまり，日々繰り返される3度の食事は単に生命維持の行為ではなく，料理を目で楽しみ，舌で味わい，家族や友人との一時を享受する貴重

な場となっている．また，料理や使用する食器や用具，そして作法などの違いから食事の行為にもその国の文化が現れ，また個人の子どもの時からの習慣，親子関係，心理状態などをみることもできる．

機能面からみると，手を使って道具を扱い，一つの姿勢を保つという身体機能はいうまでもなく，口腔機能やさまざまな神経生理的機能を必要とする．

食べることは，人間にとって生命維持に関わる基本的欲求の一つであり，好きなもの，おいしいものを好きなだけ食べたいという意欲が起こり，自立的に行いたい行為である．

さらに，家族で和やかな雰囲気で食事が楽しめる場面づくりは気分転換にもなり，何よりも必要な時間となる行為である．

脳血管障害に伴う食とその問題

1. 姿勢の問題

片麻痺を伴う場合，椅子や車椅子で座位をとると麻痺側に倒れ込む姿勢や骨盤を後傾した状態となり，「すべり座り」や「斜め座り」となることが多い．

すべり座りの場合，背中が丸くなって頸部の過伸展や下顎を突き出した状態になり，嚥下を阻害する．また斜め座りの場合，体重のかかり方が偏って座位が不安定となり，健側上肢を使って体を支えているため，健側上肢が食事に使えない状況となる．

2. 操作の問題

はしは2本の棒で，はさむ，つまむ，はがす，寄せる，のせる，混ぜる，刺す，引っかける等々の機能を，手指の巧みなコントロールで生み出している．機能障害によりはしが自由に使えない場合，スプーンやフォークがおもな食事用具として使われることが多い．それらが使いやすいか，食べにくいメニューはないか，日々の食事を楽しむ道具として十分なものかといった生活の質的側面に視点を置いてとらえると多くの問題がある．

たとえば，麺類を食べやすい用具がないこと，また欧米の食文化のもとで原型が生まれたスプーンやフォークを使って日本の普段の食事をすることから発生する問題が存在している．

1) 用具の把握と操作能力の問題

　脳血管障害者の食事場面を調査したところ，スプーンやフォーク，はしなどがあっても料理によって用具の使い分けをしていることは少なく，食べにくいものは手づかみで食べたり，食べない場合などがみられる．また，持ち方と操作能力の関係で用具を使用する動作をとらえると，以下のように3分類できる．

　①用具を持つ力に問題がなく，手指で用具を容易に動かせるケース：これらは，三面把握で把握力，操作能力とも問題なく，食事中はすくう動作だけでなく，切る，刺すなどの動作がみられ，巧みに用具を操作している．

　②用具を持つ力に問題はないが，手指で用具を容易に動かせないケース：これらは，三面把握，側面把握，握力把握など把握方法にばらつきがある．食事中に把握の変化はなく，操作もすくう動作が中心である．力の面では変わりがないが，巧緻動作の低下があるケースが多い．また準痴呆，痴呆レベルが多い．すくう量や口への取り込み時に量の調整ができないことや，スプーンの向きの調整ができないことから，小さいティースプーンを使用している人が多く，自ずと柄の短いものとなり，深さのある器から食物をすくうために握力把握などをしていることが多い．

　③用具を持つ力に問題があるとともに手指で用具を容易に動かせないケース：把握については，把握力が弱いため，柄を太くして握力把握をしている人，指の間に柄をはさむことにより保持力を高めている人がいる．比較すると，握力，ピンチ力とも低く，また巧緻動作能力も低いケースである．力の低下によりスプーンの先端に力が加わらないため，切る，刺す動作がみられず，すくう動作が中心である．また，すくう動作でもスプーンの先端に加わる抵抗が強いと，すくえない場合がある．

2) 口への取り込みの問題

　取り込みについては，開口障害，嚥下障害，上肢の可動域制限や失行などが原因で，口の中にスプーンの壺が入らない，スプーンの向きの調整ができず壺の側方に口をつける，すくう量が多すぎて取り込めない，などの状態がみられ，食べ物をこぼしてしまう原因にもなっている．また，スプーンの壺が深いため，取り込み時に壺に食べ物が残ってしまう問題もみられる．

3) 食器の問題

　はしの代わりにスプーンでのすくう動作で皿や鉢の中の料理を取ろうとする

と，食器が動く，料理が食器からこぼれる，食器の中の料理が少なくなるとすくいにくい，といった問題がみられる．また片麻痺では，飯碗や鉢は持つことができない，持ちにくいといった問題が生じている．

3．嚥下の問題

脳血管障害の場合，動作はいうまでもなく，摂食・嚥下障害を認めることが多い．急性期では，全体の40～60％程度に障害が起こると考えられている．

正常な嚥下は，脳幹部にある個々の脳神経によって支配される摂食のための運動が，嚥下中枢である延髄の神経調節機構を中心に，大脳皮質，橋，中脳，大脳辺縁系などの延髄より上位の神経も関与することによって制御される．

嚥下の過程は，①食べ物を認知し，口元まで持っていくまでの段階の先行期，②食べ物を口に取り込み，咀嚼を終えるまでの段階の準備期，③食べ物を塊にし，口腔から咽頭に送り込む段階の口腔期，④食塊を咽頭から食道に送り込む段階の咽頭期，⑤食塊を食道から胃へ送り込む段階の食道期，に分けられる（表1）．

4．認知・心理精神的側面の問題
1）失行の影響

食事場面では，スプーンを使えず手づかみで食べてしまったり，用具を持ち替えたりすることが困難な場合がある．

2）半側失認の影響

食事場面では，お膳の上の半分の皿の食事を残す．また，重症な場合はさらに，皿の中の食べ物の半分を残す場合もある．

3）注意・集中力低下の影響

食事の場面では，よそ見が多くなったりして注意・集中力が持続しないことがある．

5．社会・環境的側面の問題
1）食事場所の問題

在宅では，ベッドのある部屋に食事を運んでもらい，一人で食べている場面を見かけることがある．ベッド上や縁に腰かけて食事をする場合，良好な姿勢を保持することができず，不安定な場合がある．何よりも一人で食事をとる場

表 1　摂食・嚥下の過程

- 摂食
  - **①先行期**（食べ物の認知）
    食べ物の内容，一口摂取量，温度などを認知して口へ運ぶ速度や口腔への受け入れの行為を計画する過程．この過程には意識などの脳幹部の機能，食欲などの視床下部の機能，認知や知能などを中心とした大脳皮質の機能が関与し，これらの機能が重要である．
  - **②準備期**（食べ物の取り込みと咀嚼）
    口の中に食べ物が入った時から始まる．下顎や臼歯，さらに舌や頬筋などの働きにより食べ物を適切な大きさにかみ砕き，唾液と合わせて一つの塊に形成する過程．口腔は，食べ物が口からこぼれないように口唇が閉鎖され，舌尖と奥舌はやや挙上した状態を保つ．この過程には，下顎や臼歯，舌，顎関節の機能が重要である．
  - **③口腔期**（食べ物を塊にし，口腔から咽頭に送り込む段階）
    顎や口唇が閉じ舌尖が歯茎についた時から始まる．次に舌全体が挙上し，食塊が漏れないように上下の口唇が合わさり，舌表面は硬口蓋の輪郭に沿って平らになっていき，食塊を前から後ろに押す．同時に頬がすぼまり，口峡弓が狭くなり，食塊は舌の中央に集まり，舌背が硬口蓋に押しつけられ，舌根がすばやく下がり，食塊は咽頭に送り込まれる．
- 嚥下
  - **④咽頭期**（食塊を咽頭から食道に送り込む段階）
    食塊が咽頭の反射誘発部位に接すると，喉頭が前方へ挙上する．喉頭の挙上より咽頭蓋が下方に倒され，気管への通り道をふさぐ．この時，声帯も閉鎖する．食塊は喉頭蓋の左右に分かれ，食道へと送り込まれる．食道の入口にある上食道括約筋が弛緩することで，食塊がスムーズに食道に送り込まれる．
  - **⑤食道期**（食塊を食道から胃へ送り込む段階）
    食塊が食道に入ってくると，食道の蠕動運動と重力によって胃まで送り込まれる．送り込まれた後は，下食道括約筋の収縮によって逆流が防がれる．

合，話し相手がいるわけでもなく，食が進むような場とはいいにくい状況がみられる．

2）食卓のテーブル，椅子の問題

高齢者施設などをみると，「座面の高すぎる椅子に体の小さな高齢者が座り，さらに高すぎるテーブルで食事をしている」様子を観察することができる．座面の高い椅子を使用すると，大腿部が圧迫され，血行障害が生じる．座位バランスも悪くなり，姿勢の崩れも誘発する．また，車椅子や椅子の肘掛けがテーブルの天板にぶつかるために，テーブルに近づくことができず食べにくい，テーブルの高さが高すぎて食器の中の食べ物が見えにくく操作しにくいなど，テ

ーブルと車椅子や椅子との関係が悪く，食事をしづらくしていることがある．

作業療法アプローチの実際

1．食事の評価

　正しく食事がとれているかを評価するためには，食事行為全体をみる必要がある．**表2**は，脳血管障害に対する食事行為の評価項目を示したものである．日常生活活動の中での食事を考える時は，動作の障害だけに視点をおくのではなく，個人の認知・心理・精神的要因や社会・環境要因などを考慮に入れた食事行為という見方が必要である．

　表3の食事能力[1]評価表は，食事に求められる能力を姿勢，食事動作，嚥下能力，知的能力の4項目に分け，それぞれをチェックしていくことで，食事のどのようなことが問題なのかを理解しやすくしている例である．問題点が評価できたら，その項目について対処方法を検討する．さらに，摂食・嚥下動作について非経口摂取と経口摂取しているケースの場合における基本的方針を明確にするために，**図1**のような食事に関するフローチャート[1]を活用すると便利である．現在，口から食事を摂取しているが食事中に時々むせる場合，果たして安全に食べられているだろうか，といった疑問が生じることがある．基本的にはフローチャートのように，臨床データや食事観察で異常があれば，現状の食事中の姿勢，食べ方，食事内容がそのケースの能力に合っていないことが考えられる．その問題を明確にし調整を行うとともに，VF（videofluorography）検査の必要性や適切な栄養摂取法，摂食・嚥下機能に対する治療的対応を検討していくことが必要である．

2．姿　勢

　良好な姿勢，スムーズな頸部や上肢の動きを確保するには，座った姿勢がしっかりと保持される座位機能の確保が重要である．座位保持では，後傾しがちな骨盤を一定の位置に保持する機能的な背もたれが必要である．さらに，硬い座面は，座骨部に負担が集中することがある．最近のクッションは，臀部のみならず大腿部でも適度な支持ができるように，設計段階から座圧分布を考慮した立体的形状に進化しており，硬さも選択できるようになってきている．

表 2　脳血管障害に対する食事行為評価項目

	食事の構成要素	評価内容
動作的側面	姿勢	・どのような座位姿勢で食べているのか ・食事の場所（椅子，車椅子，ベッド上など） ・テーブルとの関係はどうか
	用具を持つこと	・どのような用具を使い，把握しているのか ・把握形態（三面把握，側腹把握，ウイービング〈手指にかける〉，自助具などの利用）
	食べ物に到達すること	・到達能力と食器と用具の位置関係はどうか
	食べ物を用具で操作すること	・用具を使い器用に操作することは可能か（すくいやすさ，刺しやすさ，切りやすさ） ・用具の持ち替えや用具の選択は可能か ・食器の形，大きさ，重さ，安定性，用具との関係はどうか
	口まで運ぶこと	・食べ物をこぼさずに口まで運べるか ・汁物をこぼさず口まで運べるか
	食べ物を取り込むこと	・口の開口は十分か ・用具先端の方向と口の位置関係はどうか ・口が閉じにくいことはないか
	咀嚼すること	・食べやすい大きさか ・咀嚼できる軟らかさか ・歯牙・歯肉の状態はどうか
	嚥下すること	・飲み込みやすい滑らかさ（固形，水分） ・むせることはないか（固形，水分） ・口腔内に食べ物が残っていないか
認知・心理精神的側面	用具の認知，使用方法の理解，食べ物の固さ・形状についての知識と食べ方の理解など	・空間認知はどうか（食べ物の認知はできているか） ・時間などの見当識はどうか ・覚醒状況はどうか ・正しい摂食行為か ・集中力はどうか ・食前の手洗いなど清潔への配慮・習慣はどうか ・規則的な食事の習慣か ・見苦しくない食事のマナーか ・方法の理解はしているか ・他人と共食できるか
社会・環境的側面	食事環境	・食事の場所の確保はどうか ・食事場所へのアプローチの容易さ ・適当な食卓か（テーブル，椅子の関係） ・習慣に合った食事用具が確保できているか ・外食時の状況はどうか

表 3　食事能力評価表[1)]

	環境設定	グレード1	グレード2	グレード3	評価点
姿勢	座位保持能力 1．ギャッジベッド　リクライニング 2．車椅子座位 3．端座位	□1分以上可能 □頸部保持が可能	□10分以上可能	□30分以上可能 □頸部が自由に動く □正しい姿勢保持が可能 □監視不要 (　　　　)	／9
食事動作	1．自助具，食べ物形態などの援助を要する (　　　　) 2．援助不要	□スプーンが持てる	□食べ物まで手が届く □口まで運べる □汁物をこぼさずに口まで運べる □食べ物処理が可能	□上肢の耐久性がある □監視不要 (　　　　)	／6
嚥下能力	1．2種類以上の制限 (　　　　) 2．1種類のみ制限要 (　　　　) 3．制限なし	□続けて2〜3口はむせずに飲み込める（固形，水分） □一口飲み込むまで30秒以内	□むせは1食に5回以内 □咀嚼できる （食塊形成可能）	□ほとんどむせない □口の中に残っていない □監視不要 (　　　　)	／9
知的能力	1．環境整備要 (　　　　) 2．環境整備不要	□口答指示に従えることが時々ある	□時々口答指示すればよい	□口答指示が要らない	
		[問題点]・食べ物認知ができない　　・食事に集中できない 　　　　・意欲低下　　　　　　　　・危険行為を判断できない 　　　　・その他			／6

| 非経口 | 呼痰の頻度 ＿＿＿
呼吸の状態 ＿＿＿
随意的咳 ＿＿＿
随意的嚥下 ＿＿＿
その他 ＿＿＿ | プロフィール | 総合点
／30 |

環境設定　1　1　1　1　2　2　2　3　3　3
グレード　F　1　2　3　1　2　3　1　2　3
評価点　　0　1　2　3　4　5　6　7　8　9

F：GradeIに満たない
…………：自力摂取可能ライン

（本評価表は，リハビリテーション加賀八幡温泉病院において試作され，使用されているものである）

　車椅子を利用した食事座位では，本人に車椅子が適合していることが重要である．一般的に標準型車椅子の多くは，座幅と奥行きが40 cm以上となっていることから，体型に適合しないケースが多い．座幅，奥行きが合わない場合，座位姿勢の崩れを引き起こし，嚥下や上肢操作に影響を与えることが多い．良い姿勢を保つには麻痺側に倒れ込まないようにテーブルやクッションでの工夫が必要となる．

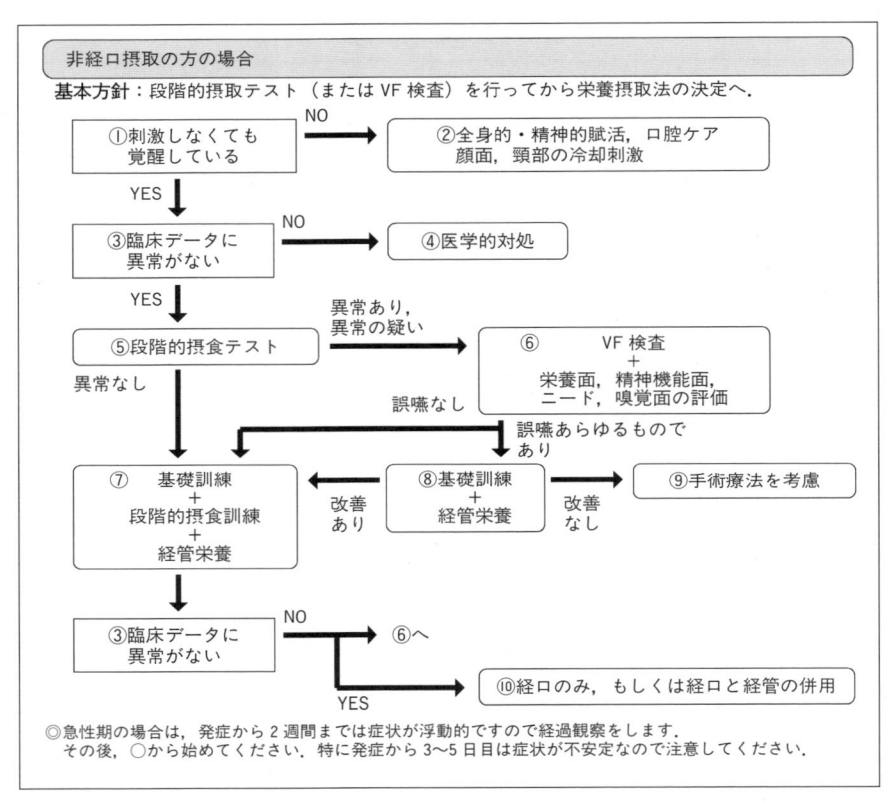

```
┌─────────────────────────────────────────────────────────────┐
│ 非経口摂取の方の場合                                        │
│ 基本方針：段階的摂取テスト（またはVF検査）を行ってから栄養摂取法の決定へ．│
│                         NO                                  │
│  ①刺激しなくても ──────→ ②全身的・精神的賦活，口腔ケア       │
│    覚醒している          顔面，頸部の冷却刺激                │
│       │YES                                                  │
│       ↓         NO                                          │
│  ③臨床データに ──────→ ④医学的対処                         │
│    異常がない                                               │
│       │YES      異常あり，                                  │
│       ↓         異常の疑い                                  │
│  ⑤段階的摂食テスト ──────→ ⑥    VF検査                    │
│                                   ＋                        │
│  異常なし                         栄養面，精神機能面，      │
│                                   ニード，嗅覚面の評価      │
│                  誤嚥なし                                   │
│         ┌──────────────────┘                                │
│         │           誤嚥あらゆるもので                      │
│         │           あり                                    │
│         ↓           ↓                                       │
│  ⑦ 基礎訓練    ←── ⑧基礎訓練  ──→ ⑨手術療法を考慮         │
│    ＋           改善  ＋        改善                        │
│    段階的摂食訓練 あり 経管栄養  なし                       │
│    ＋                                                       │
│    経管栄養                                                 │
│       │                                                     │
│       ↓         NO                                          │
│  ③臨床データに ──────→ ⑥へ                                │
│    異常がない          ↓                                    │
│                  YES   ⑩経口のみ，もしくは経口と経管の併用  │
│ ◎急性期の場合は，発症から2週間までは症状が浮動的ですので経過観察をします．│
│  その後，○から始めてください．特に発症から3～5日目は症状が不安定なので注意してください．│
└─────────────────────────────────────────────────────────────┘
```

図 1　食事に関するフローチャート[1]

　また，歩行が可能な片麻痺者でも，食卓の椅子に確実に座る動作ができないことがある．椅子座位の安定はもちろん，テーブルの高さとの関係といった椅子と身体やテーブルとの物理的関係，さらに椅子へのアクセス動作やテーブルへ近づく動作，椅子から離れる動作まで含んだ動的な関係の分析も重要である．

3. 操作能力と用具

　操作能力と用具の関係で生じてくる問題を少なくし，利用しやすい用具や食器の必要な機能的条件を挙げる．

1) スプーンとフォークに要求される機能的条件

　スプーンとフォークを機能的に把握するために，食べ物をとらえ口へ入れる

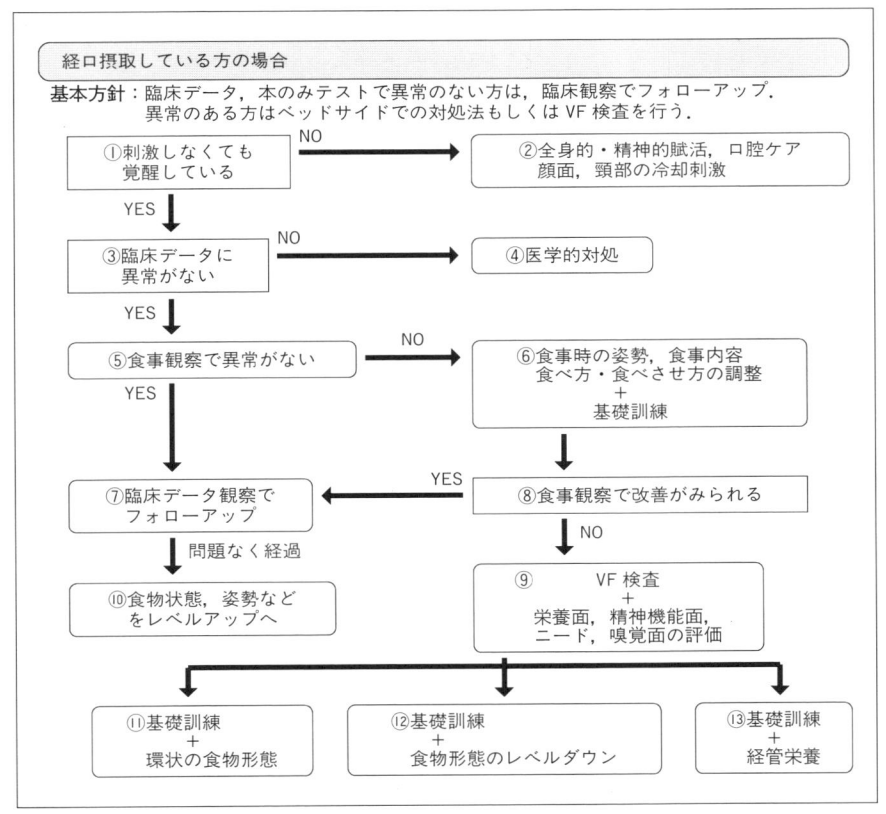

3 脳血管障害に伴う食の障害へのアプローチ

```
経口摂取している方の場合
基本方針：臨床データ，本のみテストで異常のない方は，臨床観察でフォローアップ．
         異常のある方はベッドサイドでの対処法もしくはVF検査を行う．

①刺激しなくても      ─NO→   ②全身的・精神的賦活，口腔ケア
  覚醒している                  顔面，頸部の冷却刺激
    ↓YES
③臨床データに        ─NO→   ④医学的対処
  異常がない
    ↓YES
⑤食事観察で異常がない ─NO→   ⑥食事時の姿勢，食事内容
                              食べ方・食べさせ方の調整
                                    ＋
                                  基礎訓練
    ↓YES                            ↓
⑦臨床データ観察で   ←─YES─ ⑧食事観察で改善がみられる
  フォローアップ                    ↓NO
    ↓問題なく経過
⑩食物状態，姿勢など          ⑨ VF検査
  をレベルアップへ                   ＋
                              栄養面，精神機能面，
                              ニード，嗅覚面の評価

⑪基礎訓練          ⑫基礎訓練           ⑬基礎訓練
   ＋                ＋                   ＋
環状の食物形態    食物形態のレベルダウン   経管栄養
```

図 1 食事に関するフローチャート[1]（つづき）

部分（以下，壺）と，手で持つ部分（以下，柄）とに分け，おのおの要求される条件を整理する．

a．壺部の機能的条件

壺の形状と大きさは，食べ物のとらえやすさと，口への入れやすさの2つの条件を満たす必要がある．和洋中華と多種多様な料理を楽しむには，はしのもつ機能である「はさむ，引っかける，はがす，切り分ける，刺す等々」の代替機能が必要となる．スプーンにはすくいやすさとともに，切り分けやすいといった機能が要求される．

また，一般のフォークで麺類をすくうと，麺がフォークの溝の奥へすべり込み，尖った先端がじゃまになる．先割れスプーンで麺類をすくうのも容易では

ない．したがって，はしが使えなくなると，以前は好物であった麺類が，食べにくいために嫌いになってしまうといったことも多いようである．

　口への入れやすさについては，既存のスプーンでは，ご飯やかゆが口へ運んだ後のスプーンの壺に残ってしまったり，こぼしてしまうといった使いにくさが生じている．欧米ではスプーンを口に入れて食事することはエレガントでないとされ，スープは口へ流し込むように教えられる．そのためスプーンの壺部の原型は口へ入れやすいことを考えて作られていない．小ぶりのティースプーンやフルーツスプーンでも，スープスプーンの外形をもとにしてその縮小した形状展開で外形が形作られている．したがって，口に入れず流し込む用い方を主とした外形や断面形状なので，スープスプーンを横方向から口へ近づける動作しか行えない場合は，さらに取り込みが困難である．

　以上の機能的条件を満たした用具を考慮するには，壺部の平面形状や大きさだけでなく，断面の検討も必要となる．

b．柄の機能的条件

　料理を切ったり，刺したりする際に用具の先端に十分な力を加えやすいことがスプーン，フォークに共通な機能的条件になる．また用具の先端を使う場合に，前腕回内位で用具を握力把握すると，肩関節を外転させる大きな動作が必要となり，体幹の傾きが生じやすい．前腕中間位での用具の把握が可能になれば前腕，手関節の運動にて操作することになり，その改善は図られる．

　また一般のスプーン，フォークは壺部が小さくなると，柄が短くなる．したがって，口に入れやすい壺形状を選ぶと鉢や椀などの深い器から料理をすくうのが困難となる．柄部には壺部の大きさにかかわらず一定の長さが必要となる．

　このような条件を考慮した用具を選択することがポイントになる．たとえば図2の用具は，これらの条件を考慮して開発されたものである．スプーンの壺部には方向性がなく，前方からでも横方向からでも取り込みが可能であり，壺部に食べ物が残ることがない．また料理も切り分けやすく，すくう動作だけではなく，刺す，切る動作が行いやすい．フォークでは麺類がすくいやすく，口への取り込みも良好である．柄は軽量化を考慮し，厚さ1.2mmの薄いステンレスの素材を用いている．長さは深い器などでも対応可能なように，はしの長さを参考に考慮している．持ちやすく，力が入りやすい形状として柄部の上面に凸部，下部に凹部をつくり，側腹把握や三面把握がしやすくなっている．

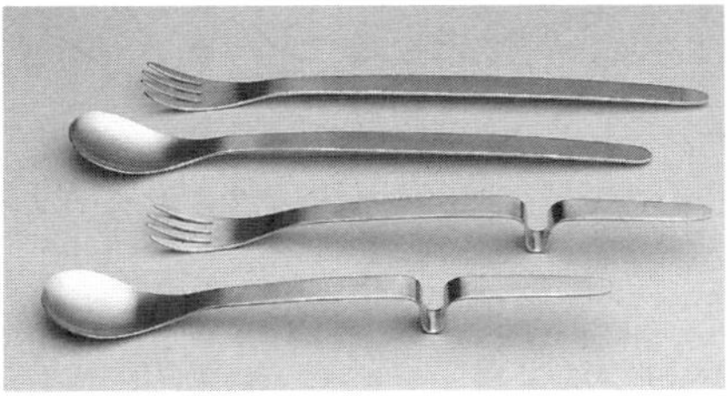

図2 スプーン，フォークに必要な基本的条件を考慮し開発された用具

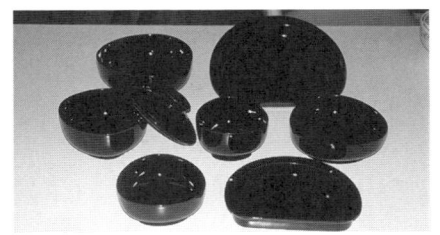

図3 食器に必要な基本的条件を考慮し開発された用具

2) 食器に要求される機能的条件

食器は日々の献立を楽しむ種類があること，さまざまな料理に合う素材と仕上がりであることも重要な基本となる．

食器に必要な条件として，すくいやすさを分析すると，①用具ですくう時，食器が動かない，②必要な時に食器を動かすことができる，③転倒しない，④食べ物が用具に容易にのる，⑤食器から食べ物がこぼれ落ちない，などが挙げられる．これらを考慮した食器の形状としては，底が平らでコーナーがあるもの，縁の立ち上がりがあるもの，高台が広く安定感を持たせてあるものが挙げられ，選択する時のポイントになる．

持ちやすさを分析すると，①手の届く範囲に食器があること，②食器の形状が手に馴染みやすいこと，③重くないこと，が挙げられる．これらを考慮した食器の形状としては，高台が高く食器の側面が外に大きく出ているもので，側面下部に指を容易にまわして安定して持つことができるもの，指を開かずに手のMP（metacarpophalangeal）関節，IP（interphalangeal）関節の軽度の屈曲状態で食器を持つことが可能なものが挙げられ，選択する時のポイントになる．

たとえば，図3の食器はこれらの条件を考慮して開発されたものである．飯碗大（蓋付き），飯碗小，中鉢，小鉢，大皿，中皿，丼の7種の食器があり，多様な献立に対応できるようになっている．

健側のみで食事をする場合，片手ですくう動作になるが，磁器性の重みや高台の安定性により食器が固定されており，縁やコーナーを利用してすくいやすい．また，右片麻痺，左片麻痺でも違和感なく，自然に対応することが可能である．丸い形の食器と比較して軽く感じる，安定感があるなど，持ちやすくなっている．そのため，患側手を利用することができる場合，持つことも容易で

ある．

4. 到達能力

食器に用具を運ぶ動作と，用具を口へ運ぶ動作は，上肢の到達能力と把握時の用具の方向が大きく影響する．

用具を把握した時の前腕の方向が，回内位ではスプーンの壺方向は母指側を向き，食器に用具を運ぶ時には肩関節は外転位の状態になる．中間位では，スプーンの壺方向は手掌側を向き，肘の動きで到達する．また回外位では，スプーンの壺は小指側を向き，肩関節は内転位の状態になる．

用具を口へ運ぶ動作は，前腕回内位では肩関節外旋にて行い，前腕中間位，前腕回外位では肘関節屈曲にて行う．肘関節屈曲によるスプーンの持ち上げは，スプーンの壺部を水平に保つために手関節背屈が必要となる．

片麻痺で健側にて用具を把握する場合，肩関節の動きを大きく伴うと麻痺側への体の傾きなどを起こしやすく姿勢の崩れにつながることがある．できるだけ，前腕の方向が中間位でスプーンの壺方向は母指側を向くように把握することが必要な条件となる．

このように食器や口への到達を考える場合，用具を把握する前腕の方向により，肩関節，肘関節，手関節の運動が決定されることになり，到達動作や姿勢保持に重要なポイントになる．

5. 嚥 下

摂食・嚥下機能を改善する方法には，基本訓練と直接的訓練（摂食訓練）がある．基本訓練は，嚥下障害の重症度にかかわらず機能障害が認められるケースに対応できる（表4)[2]．しかし直接訓練は，①誤嚥が疑われるか明らかに認められる者，②意識障害が認められる者，③全身状態が不安定な者，④嚥下反射が認められない者，⑤十分な咳（随意的または反射的）ができない者に対しては禁忌である．図1に示したようなフローチャートを参考に段階的な摂取テスト（またはVF検査）を行って栄養摂取法の決定が必要となり，事前に担当医師を中心に十分な検討を行うことが重要である．

食事のケアのポイントとしては，次のような点が挙げられる．

1) 食事の介助の仕方

介助する場合は健側の方から行う．麻痺側の口唇，舌の動きが悪く，感覚も

表 4 基本訓練[2]

訓練の種類	改善目的	具体的方法
ストロー吸い訓練	軟口蓋,頬筋力 鼻咽喉閉鎖 喉頭挙上など	厚さや太さ素材の異なる紙や球をストローで吸いつけた状態で移動させたり,ちぎり絵やスキルギャラリーなど作品として仕上げる.
ピン球吹き	口唇や頬筋力 呼気力など	初期は平らな場所でピン球を吹かせ,改善程度によりストローを介して吹かせたり,傾斜角度をつけて吹かせる.
他動運動	可動域など	頸部・顎関節・舌などに実施.舌は手袋をして直接的に各方向の運動を行う.
アイシング ブラッシング	筋収縮 筋緊張 意識レベル 感覚調整など	頸部,口唇,顎関節,頬,舌などに実施する.アイシングにはクリッカー氷袋を,ブラッシングは毛の硬さが異なる歯ブラシなどを用いる.
アイスマッサージ	嚥下反射など	凍らせた綿棒で前口蓋弓を刺激して,反射の出現とともに空嚥下をさせる.
プッシング訓練	声帯 喉上挙上など	力を入れて壁や机を押しながら,「ア」などの声を強く長く出す.
自動および抵抗運動	筋力など	口唇・顔面・頸部などに対して実施.自力で可能な運動を数十回繰り返す.抵抗を加えても運動が可能ならば,筋力の程度により抵抗を加える.
構音訓練	声帯・軟口蓋 鼻咽喉閉鎖など	単音,特に母音の「ア」などをできるだけ長く発音する(成人男性30秒・女性20秒を目標).
メンデルゾーン手技	輪状咽頭筋弛緩 など	手で喉仏をさわって飲み込みをさせ,そのまま喉仏が一番上に上がった状態で可能なかぎり長く止めるように指導する.不可能な者には,他動的方法で挙上位に保つ訓練をする.
咳嗽訓練	誤嚥防止 異物排出など	腹部に手を置いて腹筋を使い,勢いよく一気に咳をするように指導する.圧が弱い者には,下部肋骨を圧迫するように介助する.
嚥下パターン訓練	誤嚥防止 呼吸と嚥下の協調 など	①大きく息を吸ったまま止める,②空嚥下,③飲み込んだらすぐ咳払いという一連の訓練を行う.②と③の間に息を吸わないよう注意.

表 5　嚥下の方法

横向き嚥下	片麻痺では、麻痺側の梨状窩に食べ物が残留しやすい。麻痺側に頸部を回旋させることで麻痺側の梨状窩をつぶして相対的に健側への通過を促進させ、麻痺側に残りにくくする方法。
うなずき嚥下	喉頭蓋谷に残留した食べ物を頸部を伸展させて押し出し、次に頸部を前屈して飲み込む方法。
交互嚥下	形のある物と液体やゼリーなどを交互に食べるようにする。送り込みにくい物とのどを通りやすい物を順番に摂取することで、残留物を送り込ませる方法。
空嚥下	口腔、咽頭に残留した食べ物を飲み込むため、口の中に新しい食べ物を入れずに飲み込む方法。

乏しくなりがちなので、食べ物はできるだけ健側に入れる。

2）嚥下の方法

片麻痺の場合、咽頭への送り込みの障害、嚥下反射の遅延、麻痺側の運動障害を引き起こす。そのため横向き嚥下、うなずき嚥下、交互嚥下、空嚥下が有効な場合がある（**表5**）。

3）食後の口腔ケア

麻痺側の感覚が鈍麻しているため、食べ物が残留していても気がつかない場合がある。必ず麻痺側の口腔内を観察することが重要である。

6．認知・心理精神的側面

1）失行の影響に対して

失行の場合、口の中に運ぶまでの間の手順が多ければ多いほど混乱をきたしてしまうので、手順をできるかぎり簡略化する。毎回同じ方法を繰り返す。確実にできるようになってから、難しい手順にレベルを上げていくという方法がある。たとえば、ご飯をおにぎりに変更する、食べ物を一口大にしてすくうだけにする、フォークを利用して刺すだけで食べられるようにするなどの工夫が挙げられる。

2）半側失認の影響に対して

方法としては、初めに食器の数を確認することが大切である。ターンテーブルなどを利用し、お膳を回せるようにするなどの工夫があるが、毎日繰り返して左側を認識するように促すことが重要である。改善が困難な場合は、食事の途中で食器の位置を変えてあげることが必要となる。

3) 注意・集中力低下の影響に対して

適切な指示，刺激を与えながら注意集中時間を延ばすよう工夫する．周囲が気になる場合などは，カーテンで仕切ったり音楽をかけるなど落ち着く環境を設定することが必要となる．

4) 意識レベルや摂食意欲自体の低下の影響に対して

嚥下障害がないかを確認する．訓練時間を食事時間帯に合わせ，食事前に意識や意欲の賦活のための訓練を工夫する．摂食量や介助量を食事ごとにチェックし，効果を確認しながら行う．

5) 保続傾向の影響に対して

同じ動作を繰り返すため，同じ食器の食べ物しか食べないなどの様子が観察される．適切な指示，刺激を与えながら，ゆっくり味わって食べられるような環境づくりが必要である．

7. 社会・環境側面

1) 家族団欒の食事場所の確保

寝室に食事を運んでもらい，食べるのではなく，できるかぎり家族と同じ食卓で食事を楽しめる環境づくりが必要である．また，一人だけが特別の用具を利用するのではなく，料理を目で楽しめ，家族や友人との一時を享受する貴重な場をつくることが必要である．

2) 良好な食卓用テーブル，椅子の確保

良好な食卓用テーブルと椅子への対応としては，次のポイントが挙げられる．

・身体に合った，座面の高さと奥行き，背もたれの高さを考慮する．
・肘掛けが必要な場合は，身体をテーブルに十分近づけられるようテーブルとの関係に注意を払う．
・テーブル脚部の構造に膝や肘掛けが当たらないように，テーブルは天板に脚を直接取り付けるものにする．
・数種類の高さの異なる椅子やテーブルを配置する場合は，それぞれを一目で区別できるよう雰囲気を損なうことなく，色分けやアイマークなどの工夫をすることが挙げられる．

歩行可能な場合でも椅子を引いて座り，テーブルに対して正面に向き椅子をテーブルに近づける動作が困難な場合がある．安定感があり，扱いやすい椅子

の選択も重要である．

事例を通して

作業療法の関わりを事例を通して検討してみる．
事　例：68歳，男性．
診断名：脳梗塞，仮性球麻痺で障害名は右片麻痺．
　初期評価（発症2ヵ月）は右片麻痺の状態で，患側上肢機能全廃，移動は車椅子片手片足駆動にてほぼ可能．食事動作については標準型車椅子に座り，健側の左手を使いスプーンを用いて食事をとっている．発声と嚥下困難を認めた．
　問題点として次のことが挙がった．
　①車椅子上での食事だが，肘掛けがテーブルの脚部の構造に当たり，体を近づけることができず，すべり座りの状態になっている．姿勢が不安定なため，左手で車椅子の肘掛けを握っている．
　②車椅子上での座位姿勢が右側（患側）に傾き，頸部も右へ傾いている．
　③左手で用具を把握しているが，用具の持ち替えなどはみられない．スプーンの壺部の側方に口を当てるために口に入らない部分から食べ物がこぼれてしまう．
　④歯については問題がないが，口角が右に傾いているため，咀嚼時，右に食べ物が偏り咀嚼が不十分な状態である．
　⑤発声は可能だが，麻痺のため舌運動がまったくできず，構音は不能である．VF検査では，姿勢と一口量を調整すれば誤嚥なく嚥下でき，咽頭の残留はゼリーで最も少なかった．これより口腔から咽頭への送り込み障害が主と診断される．咽頭に送り込まれれば反射は起こり，食塊が一塊になっていれば残留もないと評価された．
　作業療法アプローチとして，次のように取り組んだ．
　①車軸の調整により車椅子の座面に前後差を若干つけ（駆動を妨げない範囲で），骨盤の安定を図り，背に左右側方クッションを置くことで安定した座位の確保と頸部の傾きを調整した．
　②座位姿勢を安定させることで，上肢の操作を良好にし，スプーンの壺部と

柄部の形状を考慮して操作しやすい用具を選択した．特に壺部については，一口量を調整すれば誤嚥なく嚥下できたので，一口量を調整できるような形状のもを選択した．

　③片手で操作するので，食器が動かないように安定した食器を選択した．

　④嚥下については，基本訓練として舌の他動運動，咽頭の冷却刺激，発声訓練を言語療法で行い，作業療法では摂食訓練としてゼリーの摂取から開始した．ゼリーは問題なく，段階アップのため2回目のVF検査を行った．ゼリー，水分，とろみつき水分とも本人の自力摂取にて誤飲が認められず，温泉卵もうまく摂取したため，押しつぶせる軟らかさの野菜にとろみあんをつけた食材を栄養士，看護婦と相談して進めた．

おわりに

　脳血管障害者の食について作業療法士の関わりを述べてきた．本人の能力や環境の問題，また車椅子などの用具の適合が不十分なために食事姿勢が問題となる状況が多いが，まず基本は安定した座位の確保である．そして，本来の視覚範囲，上肢動作の範囲，用具の把持と操作能力，口への到達能力，口の開口度など身体機能障害を正確に把握し，それぞれのアプローチが重要となる．また，摂食・嚥下能力や認知・心理精神的側面，社会・環境面を把握し，積極的に治療的対応や能力改善の対応に取り組む姿勢が必要となる．

　さらに，食事を単に生命維持の行為ではなく，料理を楽しむことや味わうこと，さらに人と人の和やかな交流の場づくりとした支援の視点をもつことも忘れてはならない．

引用文献

1) リハビリテーション加賀八幡温泉病院嚥下障害研究会：ステップ方式で学ぶ摂食・嚥下リハビリテーション．pp.80-82, 113-117, 日総研出版, 2000
2) 生田宗博：ADL作業療法の戦略・戦術・技術．pp.104-112, 三輪書店, 2001

参考文献

1) 荒井利春：高齢社会へ向けての自立度と自立支援度の高い生活環境づくり．総合ケア　3(6)：5-35, 70-74, 1993
2) 荒井利春，寺田佳世：脳卒中片麻痺者の椅子への動作と椅子の設計に関わる問題．第13回リハ工学カンファレンス講演論文集．pp.521-522, 1998
3) 荒井利春，寺田佳世，山口昌夫，他：高齢者会の食器開発研究．第5回リハ工学カンファレンス講演論文集．pp.171-174, 1990
4) 荒井利春，寺田佳世，山口昌夫，他：日本の料理を食べやすく持ちやすいスプーンとフォークの開発研究．第8回リハ工学カンファレンス講演論文集．pp.581-586, 1993
5) 早川宏子：第10巻　作業療法技術論2「日常生活活動」．p.12, 28, 協同医書出版社，2000
6) 寺田佳世，荒井利春：脳卒中片麻痺者の椅子への動作の問題と身体能力関係．第13回リハ工学カンファレンス講演論文集．pp.523-524, 1998
7) 寺田佳世，荒井利春，山口昌夫，他：日本の料理を食べやすく持ちやすいスプーンとフォークの機能評価報告．第8回リハ工学カンファレンス講演論文集．pp.587-590, 1993
8) 寺田佳世，西出義明，荒井利春，他：使いやすい食器を開発して―使用検討結果の報告．第5回リハ工学カンファレンス講演論文集．pp.175-178, 1990
9) 寺田佳世，山田　浩，荒井利春：生活支援を目的にした作業療法室のデザイン．OTジャーナル　31：943-949, 1997

4 脊髄損傷に伴う食の障害へのアプローチ

武田　雪江

Yukie Takeda

(八千代リハビリテーション学院，元 吉備高原医療リハビリテーションセンター)

Summary

食事は，単に栄養摂取の手段としてだけでなく，楽しみやコミュニケーションの場としての役割ももっている．脊髄損傷者の場合，食事は比較的早期からアプローチされる日常生活動作（ADL）の一つであると同時に，同じ障害がある仲間とのピア・サポートの場にもなる．本稿では，まず脊髄損傷者の食事について，栄養管理の面の配慮について述べる．そして，「行為・習慣化」「目標指向的アプローチ」の理論を前提に，食事という行為・動作を，①食事の場所への移動，②食事の際の環境・姿勢保持，③食事摂取，④補助的に食事に関連する事項に分け，症例を含めた作業療法アプローチについて，具体的に提示する．

はじめに

食事とは「生存に必要な栄養分をとるために，毎日の習慣として物を食べること」と定義される．食事は人間が生きていくために必要な基本的ニードの一つであり，栄養摂取の手段として用いられる行為である．また，食事は楽しみの場，家族や友人とのコミュニケーションの場でもあり，そこでは家族関係・

友人関係を確認・強化することができる[1-2]．脊髄損傷により食事における動作が障害されると，食べる物，食べる場所が制限され，食事本来の目的が十分に満たされなくなる．結果として生活範囲を狭めてしまう可能性があり，食事に介助を要する自分に対して不安やいらだちを表す人も出てくる．

　食事という行為は，食事にふさわしい場所へ行き，食事にふさわしい用具を把持し，食べ物をすくったり，刺したり，はさんだりして口まで運び，食べる・飲む，という一連の動作からなる．脊髄損傷者の場合，食べる・飲むという咀嚼・嚥下機能は正常であるが，移動動作や姿勢保持などに障害を伴う．さらに，上肢機能に麻痺がある頸髄損傷者においては，食事をとることも障害される．したがって作業療法においては，「食事」という行為・動作を，食事摂取という側面からだけでなく移動や環境を含めたうえでとらえ，これら全般に対してアプローチしていく必要がある．

脊髄損傷者にとっての食とは

　食事はベッド上でも可能であり，日常生活動作（ADL）の中でも比較的簡単な動作である．そのため，脊髄損傷後に最も早く獲得されやすいADLの一つとして挙げられ，アプローチも早い時期から行われる．自ら食事をとることは，生きようとする意思表示でもあり，自分で食事をとる，とれるようになることは，自立への希望と勇気につながる[1]．そして，これに移動手段や適切な姿勢が確保されると，食事のための行動範囲は当然拡大し，「人とともに，楽しみながら食事をする」という食事本来の目的（社会参加）を含むものとなっていく．

　また，仲間と食事を共にすることができるようになると，食事場面は同じ障害がある人々との情報交換の場，他者への援助を提供する場としての意味をももつようになる．人々が商談や会議で食事の場を用いるように，ただ単に話をするのではなく，そこに「食事」が入ることによって，会話がスムーズに，より密接に進むこともある．また，食事の際に用いる自助具などについても，使い方や使い心地の情報を，その場で見たり体験したりすることができる．

　このように食事を介して，身体の機能の障害によって生じた将来への不安や生活場面での問題を，同じ障害，同じ体験がある人々と語り合い，経験・学習

することが，これからの生活のヒントになり，障害受容へのきっかけとなっていく．そのような中で，今まで障害に対して前向きになれなかった脊髄損傷者は，仲間との食事を通して障害を受容し，意欲的に生活していくようになる．脊髄損傷者にとっての食事は，仲間同士がお互いに支え合うピア・サポートの場ともなりうるのである．

脊髄損傷に伴う食の問題

1．脊髄損傷者が注意すべき食事の内容

食事を広い意味でとらえた場合，栄養管理の面での配慮が必要不可欠となる．脊髄損傷者では，肥満や随伴する膀胱直腸障害（排尿障害，排便障害），二次的合併症である褥瘡についても考慮し，食事内容に気を配る必要がある．

1）肥　満

車椅子による生活を続ける間に，自然に身体活動量の少ないライフスタイルを選択しがちになる[3]．加えて，食生活の欧米化が進み，これらが原因となって肥満傾向になることがある．肥満は移乗・移動動作を困難にするだけではなく，褥瘡や成人病の原因ともなる．肥満を予防するためには，食事量やカロリー摂取量を制限するとともに，バランスが偏らないよう注意する必要がある．

2）排尿障害

排尿障害の合併症としてまず挙げられるのは，尿路合併症である．排尿障害により，膀胱内の残尿が多いと細菌が繁殖して感染症が起こりやすくなる．尿路感染症では，尿混濁や発熱が症状として出現し，脱水症状に陥ることもある．そのため，尿路感染症の予防には，1日2,000 ml以上を目安に水分を摂取することが望ましい，とされている[4]．また，尿路結石を予防するためにも，栄養バランスのとれた食事を心がけなければならない．

3）排便障害

大腸の蠕動運動低下，便意の低下または消失，肛門括約筋のコントロール困難により，便秘傾向になる．そのため，便秘の予防として1日2,000 ml以上の水分摂取，食物繊維の多い規則正しい食事を心がける必要がある[4]．

4）褥　瘡

栄養不良などによって全身状態が不良になると，褥瘡が発生しやすく，また

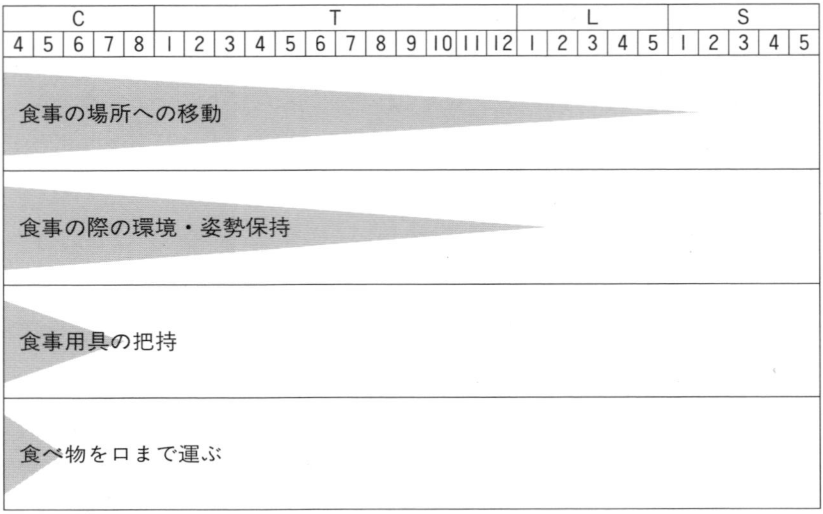

	C				T													L					S				
4	5	6	7	8	1	2	3	4	5	6	7	8	9	10	11	12	1	2	3	4	5	1	2	3	4	5

食事の場所への移動

食事の際の環境・姿勢保持

食事用具の把持

食べ物を口まで運ぶ

C：頸椎，T：胸椎，L：腰椎，S：仙椎

図1　脊髄損傷者の食事における障害

治癒しにくくなる．発生した褥瘡部からの蛋白質の漏出により，低蛋白血症に陥ることがある．そこで，褥瘡予防，早期治癒のためにも，全身の栄養状態を良くし，強い皮膚をつくるとともに，高蛋白，高ビタミンの食品をとるようにしなければならない[3-4]．

2.「食事」という行為・動作の障害としてみた脊髄損傷者の特徴

　脊髄損傷者における「食事」という行為・動作については，食事の場所への移動，食事の際の環境・姿勢保持，食事用具の把持，食べ物を口まで運ぶ動作が障害される（図1）．

　たとえば，脊髄損傷者は移動手段が歩行から車椅子に変化することにより，外出する場所が限定されることが多い．そのため，他者との食事や外食がおっくうになり，限られた環境でしか食事をとらなくなったりすることがある．上肢機能障害や起立性低血圧が残存する頸髄損傷者では，食事に要する時間や疲労感などから食事をとること自体が苦痛になり，食欲低下・意欲低下に陥ることもある．これらは，食事に適した環境や姿勢，動作が獲得されていないためであり，食べる行為・習慣に支障をきたしていると考えてもよいであろう．

　では，以下に「食事」に伴う行為・動作の障害について，脊髄損傷者の特徴

をまとめる．

1) 食事の場所への移動

移動手段が歩行から車椅子に変わると，当然，行動範囲も制限される．段差や通路，入口の狭い場所では，車椅子で入ることができなくなる．また，スロープが設置されていても勾配が急であれば，他者の助けを借りて上がり下りしなければならない．もし，食事場所までの環境が十分に整備されていなければ，目的の場所へ到達することすらできない．

2) 食事の際の環境・姿勢保持

食事は座位で行うのが基本である．そのためには安定した座位保持が要求されるが，起立性低血圧などの症状があると，座位そのものが容易にとれない場合がある．また，四肢・体幹に麻痺を伴う頸髄損傷者では，座位バランスを補うために一側上肢を使用して安定性を保とうとする．そのため，通常なら両手で行うはずの食事を片手で行わなければならなくなる．適切な座位保持ができていても，食卓に車椅子がきちんと入らない，ベッド上のオーバーテーブルが高すぎるなどの問題があると，無理な姿勢での食事となり，それが疲労感や食欲低下へとつながる．

3) 食事用具の把持

頸髄損傷者の場合，手指機能や巧緻性の低下によって，食器（皿，椀，コップなど）や食事用具（スプーン，フォーク，箸）の把持が困難となる．そのため，箸でご飯を食べる，ステーキをフォークとナイフで切るなど，食べ物に合わせて臨機応変に食事用具を対応させることができなくなる．また，食事の前段階としては缶や瓶，袋を開ける動作も障害される．

4) 食べ物を口まで運ぶ

頸髄損傷者では，上肢の関節可動域制限，筋力低下，疼痛などによりリーチ範囲が狭くなり，食べ物を口まで運ぶ動作が困難となる．さらに耐久力が低下している場合は，食べ物をすべて食べきれないで終わってしまうこともある．

作業療法アプローチの前提

1．行為・習慣化の視点から[5]

行為とは，人がある意志をもってする個人的な行いである．これが習慣化さ

れるためには，その対象者が主体的に選択し，またその行為が固有の価値や結果を伴い，行為自体が目的として行われるものであることが重要である．「習慣」とは，「日常生活において，ある行為が規則的に繰り返される間に，特定の手がかりや時間的要素，場所や状況などによって触発され，特に意識しなくても行えるようになる行動パターンであり，多くは学習によって形成される」ものである．つまり，単に「できる」というだけではなく，日々の生活に習慣として取り入れられるようにならなければ意味がない．

2．目標指向的アプローチの視点から[6]

目標指向的アプローチとは「プラスの医学」としてのリハビリテーション（以下，リハと略す）医学・医療から生まれた考え方である．これは疾患と障害の予後予測と，患者の外的（社会・環境的）・内的（価値観）条件の把握とによって「先を読む」ことを特徴としている．まず，対象者自身の動作能力や体力，社会的環境条件，価値観を総合的に評価したうえで予後予測を立てる．そのうえで「主目標（個々の例について設定した具体的な姿）」と，そのために必要な「個人レベルの副目標（能力障害と健常能力）」，さらに「機能レベルの副目標（機能障害と健常機能）」を設定し，それらを達成させるためのリハ・プログラムをリハ・チーム全体に共通のものとしてつくり，協業しながらアプローチを進めていく．ここでいう「主目標」は最終目標ではなく，あくまでも「最初のヤマ」であり，その達成後には第2，第3の主目標・副目標が立てられる．

これらの視点に基づいて「食事」という行為を考えてみると，対象者の機能面・能力面だけでなく，社会・環境的側面や個々の価値観を含めた総合的な評価から食事についての潜在的な可能性をまず予測し，主目標・副目標を立案する．そして，実際の生活場面にアプローチしていくことで「するADL」へ結びつけていく，というものである．そのためには，対象者の自己決定権・主体性を尊重し，対象者・スタッフ一同・家族が目標を統一する必要がある．そのうえで，適切な環境や方法，補助具を用いて身体的な負担を少なくし，特に意識しなくても行える動作を獲得させることが，対象者の食事に対する心理的・精神的負担を軽減させる．結果，対象者の意欲や欲求は向上し，食事摂取だけでなく食事本来の目的（楽しみやコミュニケーションなど）を含めて食事という行為そのものが成り立っていく．よって，単に食事摂取のみに着目するので

はなく，生活場面での食事という視点で考えていくことが望まれる．それが今後の生活の質・人生の質（QOL）の向上につながっていくのである．

作業療法アプローチの実際

　ここでは便宜上，「食事」という行為・動作を，①食事の場所への移動，②食事の際の環境・姿勢保持，③食事摂取，④補助的に食事に関連する事項，に分ける．その中で，①②については脊髄損傷者全般を対象に，③④については頸髄損傷者を中心に述べていく．

1. 食事の場所への移動に対するアプローチ

　食事は居間や食堂という食事専用の場所で行われることが多い．車椅子による移動では，居間や食堂にたどり着くまでの経路や室内の家具の配置が移動の際の障害物となり，快適な食事空間を阻害することもある．対象者が，どこからどこまでをどう動き，どこで食事をするか，という適切な動線を確保し，食事動作が安全・容易かつ楽しくできる環境を設定する．

　居間・食堂の入口は木製の引き戸や開き戸である場合が多いが，車椅子使用者が開閉しやすいのは引き戸である．その場合，扉のノブが付く側に袖壁があると，車椅子使用者は扉を開けやすい．また開口幅は 850 mm 以上が望ましい．

　入口によく見られる 20〜50 mm の敷居は，キャスター上げ動作ができれば昇降可能な者も多いが，不可能な場合は楔形のすりつけ板を設置するなどして段差を解消する．また，Vレールや吊り戸を用いることで敷居をなくす方法もある．

　居間・食堂の床材にはフローリングやクッションフロアがよく用いられる．その上にカーペットを敷く場合には，毛足の短いものを使用するとよい．これは置き敷きすると端がめくれたりし，転倒の危険にもつながることがあるので，カーペット用の両面テープなどをその裏に貼って固定するとより安全である．そして，室内の空間は車椅子の動線を妨げる家具やテーブル，電気コードの配置に注意し，動作空間にゆとりをもたせるようにする．

　和室で食事を行う場合，畳上での座位能力や畳と車椅子間の移動能力が必要

となる．和室での食事は動作時の負担が大きいため避けることが多いが，どうしても和室で食事をしたい場合は車椅子の座面と同じ高さに畳の高さを上げると，移動時の負担が軽減される．また，対象者が直角トランスファーで移動する場合は，車椅子のフットレストが入るよう，蹴り込みを付ける方法もある．

2. 食事の際の環境・姿勢保持に対するアプローチ

　食事は，ベッド上または車椅子に乗車してとることが多い．この二つの場面では，姿勢や使用するテーブルが異なってくる．

　ベッド上でギャッジアップが十分にできない場合は，頸部が伸展して嚥下しにくくなるので，ヘッドサポートなどで頸部が軽度屈曲位になるよう工夫する．そうすることで，嚥下しやすくなると同時に，対象者は食べ物を視覚でとらえやすくなる．また，起立性低血圧に対しては，食事の前にベッドの背上げ角度を少しずつ上げて慣らしておく工夫をする．

　ベッド上での長座位は，側方への座位バランスが不安定なため，上肢にて座位バランスを補ったり，オーバーテーブルが高くなることによる無理な姿勢での食事になりやすい．そのため，使用するオーバーテーブルを，肩の力を抜いて少し外転した時の肘頭の高さに合わせたり，大きめの枕などで体幹を安定させると，楽に摂取できるようになる．また，上肢の安定した支持の確保や体幹側方の空間による恐怖心の軽減を考えるならば，肩関節のアライメントを崩さず，座位バランスを安定させる高さで，かつ体幹の周りを覆うようなカットアウトテーブル[7]が有効である．

　しかし，ベッド上よりも車椅子のほうが安定した座位が確保できるので，できるだけ車椅子に座って食事をとることが勧められる．そのためには，対象者の体型，能力に合わせた車椅子が必要となり，かつテーブルで食事をする場合には，車椅子に座った姿勢で膝が入るテーブルを選択する．テーブルの中央部に脚があるものは，車椅子のフットプレートが当たって入ることができない場合もあるので注意する．高さは 700 mm 前後のものを使用するとよい．また，車椅子がテーブルの邪魔にならないためにも，デスクアームタイプのアームレストが適している．

　望ましい高さのテーブルがない場合は，車椅子用のカットアウトテーブルを使用する方法もあるが，カットアウトテーブルはデスクアームタイプより標準型アームレストのほうが安定するので，車椅子の用途と合わせて考える必要が

ある.

　和室に置いた食卓での食事は，畳上での座位能力や畳と車椅子間の移乗動作能力を考慮して採用する．畳上の座位では外果や坐骨部の褥瘡を防ぐ配慮が必要である．また，洋室の隣に畳の高さを上げた和室を作り，洋室と和室のテーブルの高さを合わせると，大勢の来客の際にテーブルを付け合わせることで，車椅子使用者も来客も目線が同じ高さになるので都合がよい．

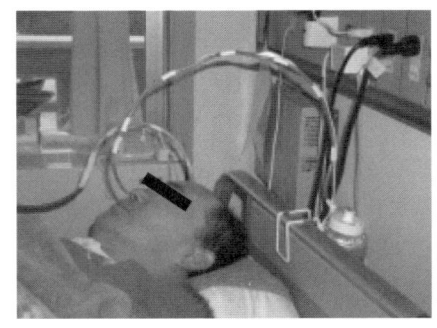

図2　ベッドの上に固定したビニールチューブ

3. 食事摂取に対するアプローチ

　自分で食事をとるためには，食事用具を把持し，口まで運ぶ必要がある．これらの障害に対しては，自助具や機器を用いての援助が可能かどうかを検討する．その際にもできるかぎり苦労せず，楽しく食事ができるような方法を考えていく必要がある．以下，C_4〜C_8の残存機能レベル別に食事摂取への援助方法を述べる．

1) C_4残存機能レベル

　顔面，頸部の運動と肩甲骨の挙上ができるのみで，上肢で支えて体を動かしたり，上肢で物品を操作することはできない．したがって，食事摂取は全介助となる．この場合，食事介助をする人への指導が必要になる．

　介助者はまず，対象者の食べやすい位置から介助を行う．そして，対象者にもおかずが見えるよう鏡を使用したり，食膳の上の皿を少し傾けるなどという工夫をする．食事摂取の介助を開始したら，ただ機械的に介助するのではなく，対象者の嗜好やペース，1回量を考慮し，ゆっくりと時間をかけて行っていく．お茶や汁物については，対象者自身が前もって温度を確認することができないので，介助者がきちんと確かめてから対象者へ勧める．対象者の能力に合わせて吸い飲み，またはストローを使用する．

　また，食事以外の時間帯の飲水は，容器から出したビニールチューブをステンレス製の針金で定位置に固定させておけば，頸部の動きだけでも飲水が可能になる（図2）．

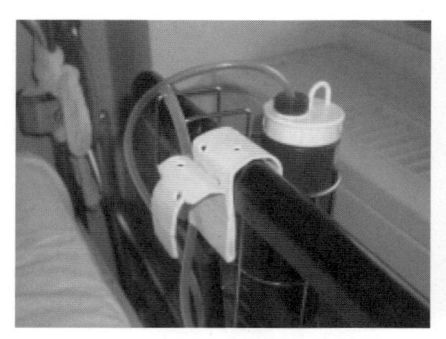

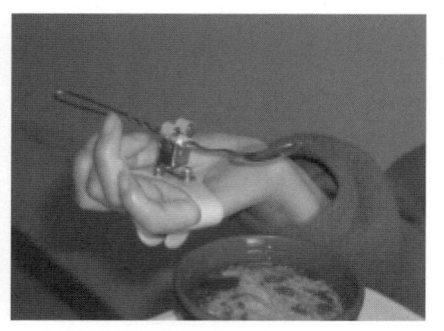

図3 ベット柵に掛ける飲水用ホルダー　　図4 市販のユニバーサルカフ

2) C_5残存機能レベル

　肩関節屈曲・外転，肘関節屈曲が可能となり，自助具や機器を用いることで食事摂取ができるようになる．C_5レベルでは，手関節が下垂しないよう手関節固定装具にスプーンやフォークを固定するが，これらの装着には介助が必要となる．固定の際は，前腕が回内位・中間位・回外位のどの肢位の時に，すくったり口へ運ぶ動作が最も楽に行えるかを評価したうえで，スプーン・フォークの角度や向きを調整し，決定する．皿も，深めの皿やフードガードの付いた皿を使用するとよりすくいやすくなるが，その際にも，皿の中の食べ物を最後まで上手にすくうことができるものを，スプーンと皿の適合性を考慮して選ぶ必要がある．

　手が口元まで届きにくい場合は，スプリングバランサーや滑車などを利用して，上肢の挙上を補助するとよい．お茶や汁物は取っ手の付いた軽量のカップやカップホルダーを使用すると飲みやすい．また，容器から出したビニールチューブに取っ手を付けてベッド柵に掛けておくと，ベッド上でも容易に飲水ができる（図3）．

3) C_6残存機能レベル

　手関節背屈・前腕回内が可能となるが把持力は弱いので，ユニバーサルカフにスプーン・フォークを固定して，食事用具の把持を代償する（図4）．現在では対象者の手の形に合わせて調整できる市販品が数多く出回っており，対象者に合わせた選択が可能である．また，ポケット付きユニバーサルカフを作製する場合は，ベルトの端にD環を付けておくと，装着も自分でできるようになる．なかには，テノデーシス握り（tenodesis action）を利用して太柄のス

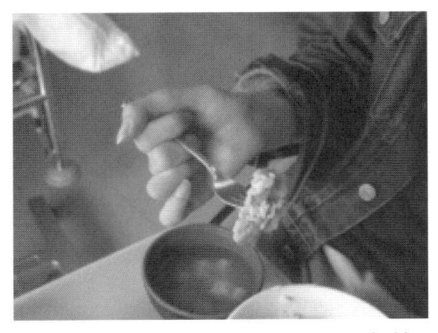

図5 指間にはさんでフォークを把持する

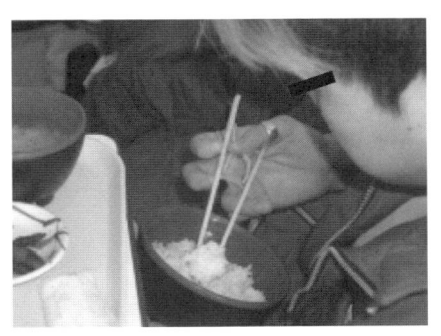

図6 バネ付き割り箸

プーン・フォークの把持が可能になるケースもある．C_6レベルでは特殊な食器を使用しなくても，動作の習熟に伴って通常の食器で食事ができるようになる．

飲水に関しては，小さめのジュースの缶などであれば，片手で把持することができるようになる．大きめのジュースの缶やコップは，片手で把持して一方の手で下から支えたり，お椀も両手ではさむことによって飲水が可能となる．

4) C_7残存機能レベル

不完全ではあるが，手指の屈曲が可能になるので，必要に応じてホルダー付きスプーン・フォークやユニバーサルカフを使用したり，スプーン・フォークを太柄にする．また，指間にはさむことで通常のスプーン・フォークを使用できるケースも出てくる（図5）．

バネ付き箸（図6）の使用は，食べ物に対する制限がなくなると同時に，本来の習慣である，箸を使って食べることへの動機づけにもなる．

5) C_8残存機能レベル

手指屈曲や巧緻性（つまむ，握る）の機能が可能になるので，自助具として特別な道具を使用しなくても食事摂取が可能となる．C_7レベルと比較してもスピード性があり，実用的な食事動作が獲得できる．

4．補助的に食事に関連する事項

1) 食べ物の形態

スプーンやフォークを使用する場合は，前もっておかずを一口大に切っておくと，すくったり刺したりしやすい．また，口に運ぶまでの間にこぼさないよ

うに，固さ，形，粘稠度などを調理の時点で工夫するとよい．

2）食器の固定

市販されている食器の中には，フードガード付きの皿の裏底にすべり止めが付いているものや，皿の重みで動きにくくなっているものがある．また，すべり止めマットは使用する食器を選ばずに使うことができる．濡れたタオルを食器の下に敷くだけでも，食器の固定には効果がある．

3）食べこぼし

食べこぼしがある場合にはエプロンやタオルの使用を考えるが，これらは対象者の自尊心を傷つける可能性もあるので，本人の意志を確認したうえで使用するか否かを決めるようにする．

4）袋を開ける

把持力が低下した者は，袋入りのものを開けるのが困難である．しかし，はさみを使って開けたり，歯で袋の端をくわえて両手で引っ張って袋の縦方向へ破ると開けやすい．

5）缶を開ける

缶のプルトップが開けにくい場合は，市販のプルトップオープナーを使うと容易に開けることができる．

症　例

症　例：19歳，男性．
疾患名：頸髄損傷（C_6），四肢麻痺．

受傷約2カ月後に当センター（吉備高原医療リハビリテーションセンター）へ入院．すでに前院で仙骨部に褥瘡が発生しており，当センター入院即日より臥床での褥瘡治療とベッド上でのリハが開始された．レベル的には自助具を用いての食事が可能であるにもかかわらず，食事用自助具を持っていなかったため，自力摂取での食事は獲得されていなかった．

そこで，食事のみ座位が許可された本症例に対して，作業療法（OT）ではまず「ベッド上での自力摂取」を主目標として食事についてのアプローチを開始した．主目標に対して必要な副目標は，「適切な自助具の選択」「ベッド上での食事環境の設定」「動作方法の習熟」「耐久力の向上」である．経済的にも余

裕がなかった本症例に対しては，安価でかつ自分で装着可能なポケット付きユニバーサルカフを作製，柄の角度を調整できるスプーンのみ購入してもらい，オーバーテーブルを使用しての食事を試みた．

　本症例は起立性低血圧があり，ギャッジアップをするとすぐに血圧が低下するため，食事時間の少し前か

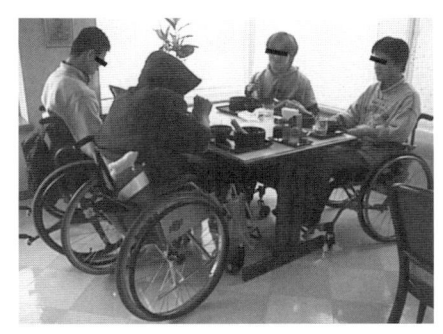

図 7　食事を介して交流する風景

ら徐々にギャッジアップを行った．自助具については装着方法，食べ物のすくい方，口までのリーチ動作を指導し，実践させた．起立性低血圧や耐久力低下のため，当初は監視下で行ったが，本症例より「付きっきりで食事を見られると，自分が見せ物にされているようで嫌」という訴えがあったため，食事時間内は時々様子を見に行ったり，下膳時の食べ残し量や看護師からの情報などで動作能力や耐久力を判断した．徐々に食事における動作や耐久力が向上し，配膳以外の介助は不必要となった．また，臥床期間中はベッド柵に掛ける飲水用ホルダー（図3）を作製することで，臥床時の飲水も可能となった．

　褥瘡治癒後はOT室での訓練も開始し，車椅子乗車許可時間が延長して駆動能力が向上すると同時に，本症例のADLに対する意欲も向上してきた．このような状況の中で，他の脊髄損傷者と交流する機会が増え，当センター内の喫茶店へ食事に誘われることもたびたび出てきた（図7）．その際，本症例は自分の自助具を持参していたが，ユニバーサルカフを装着していると，食事中にコップの把持ができないという問題が生じた．そこで，コップを把持する際には容易に取り外せる自助具が必要と判断し，OTでは主目標を「喫茶店でも行える食事動作の獲得」，副目標を「容易に取り外し可能な自助具の検討」「その使用方法の習熟」に変更した．自助具はユニバーサルカフからフォームラバーで太柄にしたスプーンへ変更，さらに角度調整・動作チェックを行い，実際の食事へ取り入れた．結果，太柄のスプーンによる食事が自立し，現在は喫茶店での食事も問題なく行うことができている．その後は，お菓子の袋やジュースの缶を開けるためにその都度，必要な自助具の導入や使用方法を経験することで，当センター内では「環境限定型ADL」から「どこででも行えるADL」へ移行しつつある状態である．

また，本症例の場合，同じ障害がある仲間との食事の場で学んだことは大きい．食事に関することだけでなく，生活全般や将来的なことなども，自分より受傷後の期間が長い人々から教わり，励まされることで，さまざまなことに挑戦しようとする姿勢がみられるようになった．今後も，仲間と食事を共にすることが本症例のさらなる意欲の向上，QOL の向上へとプラスに作用していくと思われる．

おわりに

　脊髄損傷者の食事に対するアプローチについては，食事摂取だけでなく移動や環境による影響も大きい．そのため，脊髄損傷者自身が求めている「食事」の意義とは何かを十分に理解し，それに対してリハ・チームとしてどのようにアプローチしていくべきかを包括的に考えていく必要がある．

引用文献

1) 二瓶龍一，木村哲彦，陶山哲夫（編）：頸髄損傷のリハビリテーション―国立身体障害者リハビリテーションセンター・マニュアル．pp 104-107，協同医書出版社，1998
2) 小倉 脩：「口から食べる」ことの意義と摂食・嚥下障害の機能訓練．OT ジャーナル **33**：877-880，1999
3) 神奈川リハビリテーション病院「脊髄損傷マニュアル編集委員会」（編）：脊髄損傷マニュアル―リハビリテーション・マネージメント．第2版，pp 20-23，108，医学書院，1996
4) 徳弘昭博：脊髄損傷―日常生活における自己管理のすすめ．pp 26-28, 35-57，医学書院，1992
5) 早川宏子，市川和子，山根 寛，他：援助法とその実際―作業療法援助の基本的考え方．作業療法学全書，改訂第2版．第10巻 作業療法技術論2 日常生活活動（早川宏子 編）．pp 111-132，協同医書出版社，1999
6) 上田 敏：目で見るリハビリテーション医学．第2版，pp 38-39，東京大学出版会，1996
7) 菅原睦美，亀井真由美，新井和香奈，他：頸髄損傷者の食事環境に関する一考察―テーブルによる動作の違いについて．作業療法 **17**：263，1998

参考文献

1) 古田恒輔：食事関連用具．福祉用具プランナーテキスト―福祉用具の適用技術（財団法人テクノエイド協会 編）．pp.115-145，三菱総合研究所，1997
2) 松尾清美：脊髄損傷（対麻痺）．OTジャーナル **30**：900-916，1996
3) 森田稲子：作業療法の実際―脊髄損傷．作業療法学全書．改訂第2版，第4巻 作業治療学1―身体障害（金子 翼 編）．pp.94-113，協同医書出版社，1999
4) 長崎バリアフリー研究会(編)：バリア・フリー・デザイン―21世紀の豊かな住環境をめざして．三輪書店，1997
5) 中西克彦(編)：おかやま福祉住宅ガイドブック―高齢者の自立と介護負担の軽減のために．山陽新聞社，1997
6) 大橋正洋：頸髄損傷者の機能・能力障害とADL．OTジャーナル **30**：705-711，1996
7) 大川弥生，中村茂美：地域社会で活発な外出を可能にするには何が必要か―「環境限定型ADL」から「どこででも行えるADL」へ．OTジャーナル **29**：4-10，1995
8) 田島文博，緒方 甫：脊髄損傷における予後予測．臨床リハ **7**：369-379，1998
9) 玉垣 努：頸髄損傷者に対するシーティング．OTジャーナル **30**：861-865，1996
10) 玉垣 努，松本琢麿：頸髄損傷（四肢麻痺）―移動，就寝（ベッド），ガレージ，外出（段差），排泄，食事，コミュニケーション．OTジャーナル **30**：917-923，1996
11) 土屋弘吉，今田 拓，大川嗣雄(編)：日常生活活動（動作）―評価と訓練の実際．第3版，医歯薬出版，1992

5 パーキンソン病に伴う食の障害へのアプローチ

今田 吉彦, 中島 雪彦, 三石 敬之
Yoshihiko Imada, Yukihiko Nakajima, Takayuki Mitsuish
(熊本機能病院)

Summary

パーキンソン病では先行期から食道期の各期にわたり, さまざまな摂食・嚥下障害が起こる. しかし重症例でも経口摂取が可能な場合がある. 先行期では体幹や頸部の傾斜角度を考慮したり, スプーンや皿などの道具の工夫をすることで対処する. 準備期以降ではビデオX線透視検査所見や咀嚼, 嚥下の状態を観察しながら適切な対応を行い, 誤嚥を防ぐ. それには食べ物の形態の工夫や, 食事を分割して摂取するなどの方法がある. ビデオX線透視検査所見なども考慮しながら個別の対応を行うことで, より安全な経口摂取を行うことができる.

はじめに

パーキンソン病 (Parkinson's disease; PD) は, 中脳の黒質にあるドパミン神経細胞が変性し, さまざまな症状が出現する. 進行性の疾患であり, 四大徴候として安静時振戦, 筋固縮, 無動, 姿勢反射異常が現れる. 発症率は人口10万人に対して100人前後とされ, その多くは65歳以上の高齢者といわれる[1]. 嚥下障害については, 1817年に James Parkinson によって書かれた

"An Essay on the Shaking Palsy"の中でもすでに述べられおり，フォークを口までうまく運べないなどの先行期の問題や，咀嚼・嚥下障害など口腔咽頭期の問題が指摘されている[2]．近年では，嚥下造影検査（videofluoroscopic examination of swallowing, VF：X線透視装置を用いて造影剤を含んだ模擬食品の摂食状況をビデオに記録するもの）による嚥下機能の評価が盛んに行われるようになり，パーキンソン病患者の嚥下障害に対する詳細な報告がみられるようになった．

本稿ではパーキンソン病の特徴と，それが原因で起こる食の障害について述べ，作業療法士としてどう対応すべきかを述べたい．

パーキンソン病患者にとっての食

パーキンソン病は 55～65 歳にその発症のピークがあるといわれる[1]．つまり，この時期は仕事などの社会的活動に区切りをつけ，趣味などの個人的活動にその中心を移そうとする年齢である．「食」はそうした個人的活動の中でも重要なものの一つで，精神的あるいは生理的な満足を得るために必要不可欠なものである．しかしパーキンソン病は，そういう時期に発症するケースが多いことになる．嚥下機能も疾患の進行とともに低下し，誤嚥の危険性が高まる．そのため「食」の活動も徐々に奪われていくことになる．しかし適切な嚥下機能の評価を行えば，食べ物の形態や姿勢の工夫により経口摂取は可能である．また，経口摂取だけにこだわるのではなく，経管栄養法などとの併用によって可能なかぎり食の楽しみとして続けたいものである．

パーキンソン病患者みられる食の障害

1．パーキンソン病に特有の食の障害

パーキンソン病の臨床症状には四大徴候のほか，自律神経障害など多彩な症状がある（表1）[2]．特に近年では，食事性低血圧が知られるようになった[3]．図1は，あるパーキンソン病患者の 24 時間血圧計による血圧変動の記録であるが，食事摂取後に血圧が低下している様子がわかる．そのほか，精神機能面

表 1 パーキンソン病の主要症状

四大徴候	①振戦	安静時振戦（4〜6 Hz），丸薬丸め運動
	②筋固縮	鉛管現象，歯車現象
	③寡動	仮面様顔貌，すくみ足，小刻み歩行，上肢の振り欠如，小字症，巧緻性障害，構音障害，嚥下障害，眼球運動障害
	④姿勢保持障害	前傾前屈，四肢屈曲位，中手指節（MP）関節屈曲，立ち直り反射障害，突進現象，加速度歩行
	⑤自律神経障害	便秘，流涎，脂顔，起立性低血圧，多汗，消化器の蠕動障害，排尿障害，四肢循環障害
	⑥精神症状	抑うつ，心気的，知的機能障害，思考の転換遅い
	※病前性格	生真面目，頑固で融通きかない，無趣味，禁酒禁煙

（文献 2 を一部改変）

では認知障害[4]や，抗パーキンソン病薬による副作用としての幻覚や妄想がみられることがある．

前述のようにパーキンソン病は進行性疾患であり，摂食・嚥下障害も罹病期間が長くなると出現頻度が高くなる．リハビリテーション（以下，リハと略す）医学的観点からいうと，「疾患と障害の共存」と表現することができ，疾患の進行に伴って障害の状態や程度も変化していく．このことがリハ・アプローチを難しくする点でもある．パーキンソン病患者の「食」の問題点は，先行期から食道期にわたってさまざまであるが，L-dopa の長期投与による日内変動がそれをさらに複雑

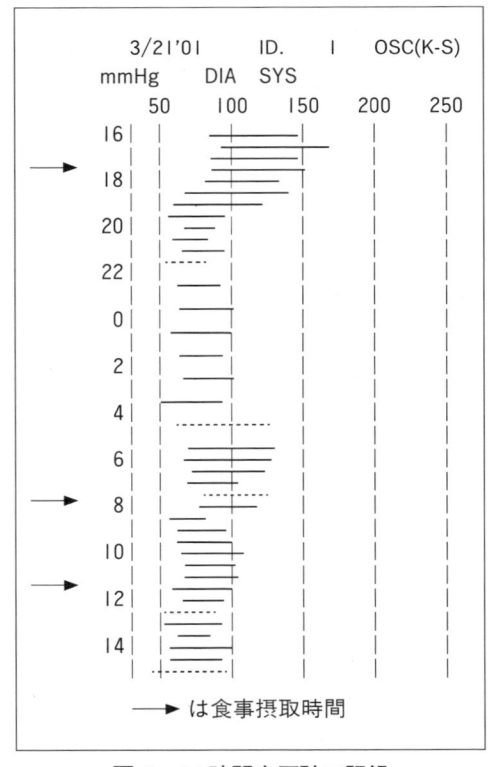

図 1 24 時間血圧計の記録

にしている．近年，VF 検査による嚥下機能の評価が盛んに行われるようになり，個々の症例に応じた食べ物の形態や体位の設定を検討することで，より安

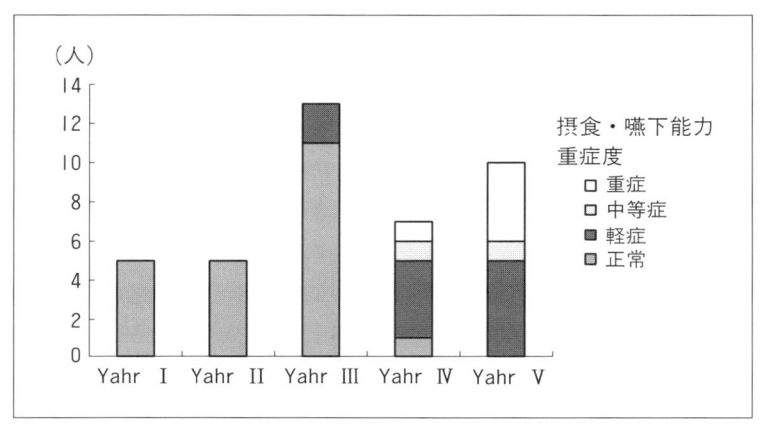

図2 Yahrの分類と摂取・嚥下能力

全な経口摂取が可能となった．

2. パーキンソン病の摂食・嚥下障害の特徴

VF検査を用いた報告では，準備期から食道期までさまざまな異常所見が認められている．発症早期では，臨床的には問題ないが，VF検査上では異常所見がみられるといわれている[5]．またNilssonらは，臨床的に問題になるのはstage IV以降であると述べている[6]．

図2は，当院（熊本機能病院）でHoehn & Yahrの重症度分類（以下，Yahrの分類）別に摂食・嚥下能力を調査した結果である．摂食・嚥下能力は，藤島の摂食・嚥下能力に関するグレードに従って4段階（正常，軽症，中等症，重症）の評価を行った．Yahrの分類では，stage I～IIIでほぼ全員が正常であったが，stage IV，Vでは17人中7人が非経口的な補助栄養の必要な中等症から重症の患者であった．これは，病状の進行に伴い嚥下能力が低下する傾向を示唆しており，特にstage IV以降では臨床的に嚥下障害への注意が必要となる．また，stage Vの症例においても，10人中5人が必要な栄養量をすべて経口摂取できており，病状が進行しても半数の症例で経口摂取が可能であることが確認できた．図3は，摂食・嚥下能力と固縮（頸部）の関係を表している．固縮症状については，unified Parkinson's disease rating scale（以下，UPDRSと略す）の評価基準に従って評価した（表2）[2]．固縮症状の進行とともに，嚥下能力も重症化する傾向がみられた．特に固縮が高度な症例で

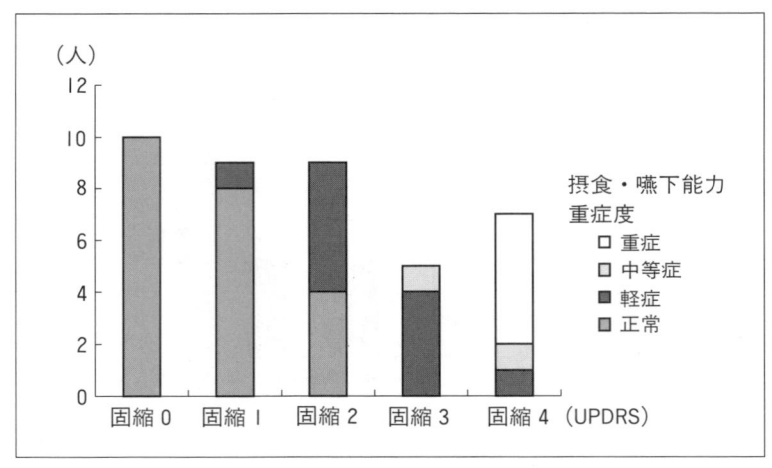

図 3　固縮の重症度と摂食・嚥下能力

表 2　UPDRS 重症度分類：固縮[2]

| 0＝なし |
| I＝軽微な固縮，または他の部位の随意運動で誘発される固縮 |
| 2＝軽〜中等度の固縮 |
| 3＝高度の固縮．しかし関節可動域は正常 |
| 4＝著明な固縮．正常可動域を動かすには，困難を伴う |

UPDRS：unified Parkinson's disease rating scale

は，1人を除く7人がなんらかの補助栄養が必要な中等症から重症の患者であった．Lieberman らも固縮が強い症例では，嚥下障害が重大な問題になる[7]と述べている．次に，図4は Yahr の分類IV，Vの固縮と摂食・嚥下能力との関係を表している．いずれにおいても，固縮の強い患者の嚥下能力が重症化する傾向がみられる．つまり固縮が高度であれば実用的な経口摂取はできなくなり，逆に stage IV，Vのような進行例でも固縮が高度でなければ，経口摂取が十分可能であることが考えられる．VF 検査でも，固縮の強い症例では各期にわたり重度の障害がみられた．

以下，摂食・嚥下の機能を各期に分け，疾患の特徴を述べる．

1）先行期

　パーキンソン病は病期の進行により，精神緩慢（bradyphrenia）といわれる症状を示すことがある[1]．これは食事が目の前にあっても摂食動作に移れな

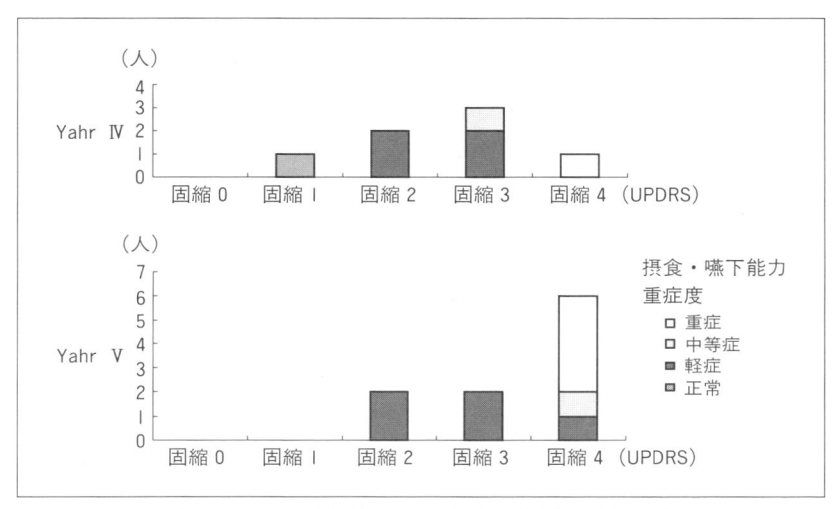

図4 Yahrの分類Ⅳ，Ⅴの固縮と摂食・嚥下能力

いなどの行動に現れる．また，精神緩慢は，特に手続き記憶の障害（運動技能など体で覚える記憶のこと）が起こるといわれ[4]，摂食時の姿勢保持など食事動作の習得に影響する．さらに，上肢機能の障害による摂食動作障害もみられる．固縮によって手関節の自動的な関節可動域が制限されることにより，スプーンがうまく口に向かないことがある．また手指の変形（図5）や，手に力が

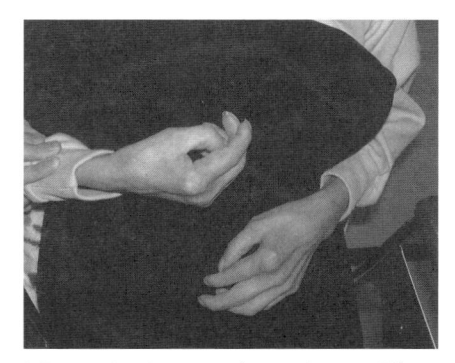

図5 パーキンソン病にみられる手指の変形

入らないなどの症状があり，スプーンやはしの工夫が必要となる．これらは，いずれも食べこぼしなど摂食動作に影響する．また，パーキンソン病に特徴的な姿勢は頭部を前方に突出するとともに後屈し，体幹を前屈した姿勢（図6）である．これによって摂食行動が障害され，頚部を後屈した姿勢での拘縮によって誤嚥の危険性が高くなっている．

2）準備・口腔期

口腔内に取り込まれた食べ物を嚥下しやすい状態に加工処理し，咽頭に送り

込むまでの時期であるが，おもに舌や口唇，頬，上下顎，軟口蓋などが複雑に関わって，食塊を形成する[8,9]．口腔期では食塊の移送に時間がかかることが多い[10]．また，舌においても全身症状と同じ寡動・無動やすくみ，ジスキネジア（dyskinesia）のような症状がみられ[11]，咀嚼や咽頭への送り込みが障害される．

3）咽頭期

これは咽頭に送り込まれた食塊を食道に送り込むまでの過程である．Galibらは，輪状咽頭筋の弛緩不全と内径の減少が咽頭内圧上昇と食塊輸送障害の原因としている[12]．そのほかにVF検査上では，嚥下反射の遅延，喉頭挙上の低下，食塊の喉頭蓋谷や梨状窩への残留，誤嚥（silent aspiration〈後述〉を含む）や輪状咽頭筋機能不全が認められる[5,10,12]．

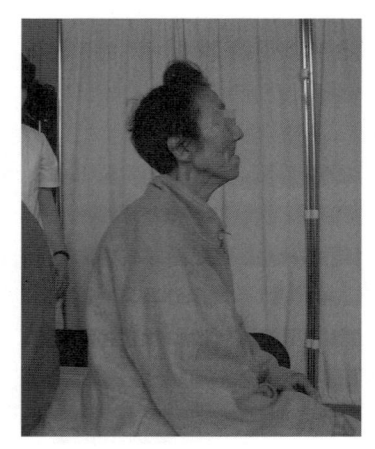

図6　パーキンソン病の姿勢

4）食道期

食道期では，蠕動運動の低下で食塊の輸送や栄養吸収が阻害される[13]．この食道期の障害は，自律神経障害が原因で起こるといわれる[1]．

作業療法アプローチの基本

病状の進行状態を客観的に評価する方法としては，Yahrの分類がよく用いられる．また，UPDRSは症状の重症度を数値化するものとして1987年に提唱された[14]．嚥下機能の評価についてはパーキンソン病固有のものはないが，National Parkinson Foundationでは10項目の質問を設定し，かかりつけ医への相談を勧めている[15]．

治療の中心となるものは薬物療法とリハであり，最近では症状の進行を抑えながら日常生活能力をある程度まで維持できるようになった．しかし，L-dopa（L-ドーパ）の長期投与による日内変動（wearing-off現象：薬の効果時間の短縮による症状の変動，on-off現象：服薬時間に関係なく症状が変動

する）や不随意運動（dyskinesia, dystonia）などの問題が指摘され、近年L-dopaを減量し、作用を増強させるためにモノアミン酸化酵素（MAO-B）阻害薬が併用されるようになった。また一方で、定位脳手術などの外科的治療への関心も高まってきている[16]。嚥下障害に対しては、抗パーキンソン病薬を食前に服用するなどの対策もとられる。しかし、固形の薬が喉頭蓋谷に残留し、不規則に吸収されて臨床効果が失われる可能性もある[17]。ここでは作業療法のアプローチを摂食・嚥下の各期に分け、述べてみたい（表3）。

表3 パーキンソン病における摂食・嚥下障害

1. 先行期
   　認知・精神機能障害
   　姿勢保持障害
   　摂食動作障害
   　手指の変形
2. 準備・口腔期
   　咀嚼運動の障害
   　咽頭への送り込みの障害
3. 咽頭期
   　嚥下反射の遅延・減弱
   　食塊の残留（喉頭蓋谷・梨状窩）
   　誤嚥（silent aspirationを含む）
   　輪状咽頭筋機能不全
4. 食道期
   　蠕動運動の低下

1. 先行期

ここでは食べ物を認知し、スムースに口まで運ぶための、食器類の選択と姿勢保持が重要となる。

1) 食器などの道具の選択

前述したように、摂食動作に障害があり、食べこぼしやスプーン操作などに時間がかかる患者には、症状に応じた食器などの道具の選択が重要である。

一口の量が多く、口腔内に食べ物が残ったまま、次々に食べようとする症例を経験する。このような症例では、認知障害だけでなく今までの食事習慣の影響もあるため、ティースプーンなどの小さなものを利用することで一口の量を制限する。また、パーキンソン病特有の手指の変形拘縮[18]などによりスプーン操作が困難な場合は、スプーンの柄が太く握りやすいものや、先端を曲げるなどの工夫も必要である。図7は3種類のスプーンを使った摂食動作であるが、太柄で先端の曲がったティースプーンが口腔内に入りやすいのがわかる。皿などはすくいやすく、高さが低く安定感があり、保温性に優れた食器を選ぶ[19]。テーブル上の食事を認知しやすいように、トレイと食器との色彩のコントラストをつけるとよい。

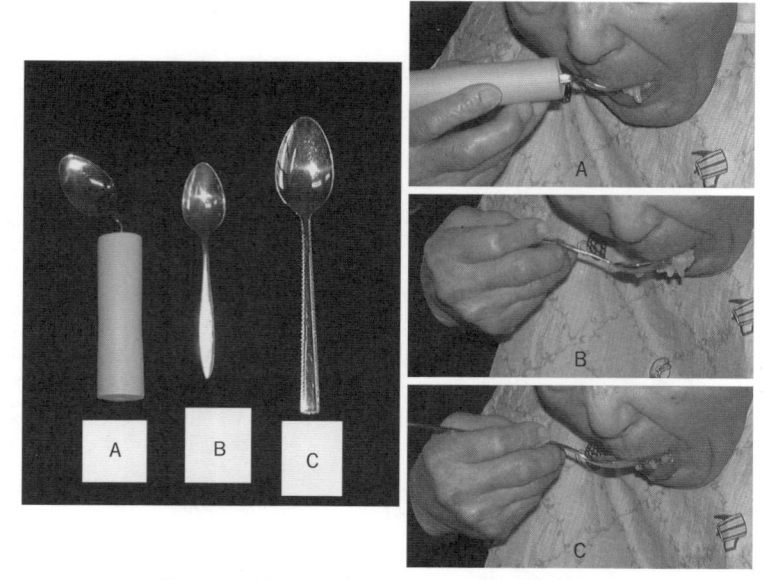

図7 3種類のスプーンによる摂食動作の違い

2) 姿勢保持

　口腔期の障害により食塊の送り込みが困難な症例に対しては，頸部や体幹の角度を適切な状態に調整することが有効である．バックレストなどを用い体幹の傾斜角度をつけることで，食塊が重力により咽頭へ送り込まれる．また咽頭通過の際も，気管と食道の位置関係は気管が相対的に上になっているため，食塊は下側の食道を通過しやすくなり，誤嚥の危険性は低下する[8]．しかし，自力での摂取が可能な症例の場合，バックレストを倒しすぎると食べにくくなるので注意が必要である[20]．

　頸部は，パーキンソン病特有の姿勢異常のため，相対的に伸展傾向にある．これでは咽頭と気管が直線に近い位置関係になり，食塊が気道に入りやすくなるだけでなく，前頸筋群の緊張により嚥下反射が起こりにくくなる[20]．また，頸部に伸展拘縮のある症例では十分な関節可動域（ROM）訓練を行い，なるべく前屈位に保つだけでも嚥下反射は誘発されやすくなる．しかしこのような体位設定は個々の症例で対応が異なるため，できればVF検査などで症状に応じた設定を行うことが望ましい．認知障害が疑われる症例では，食事内容について認識できるよう心がける．特に摂食動作に介助が必要な症例では食事が受

け身になるため，ことばによるメニューの説明だけでなく，視覚や嗅覚を通して認識できるように配慮する．

2．準備・口腔・咽頭期

この期の観察のポイントとしては，①咀嚼が十分行えているか，②嚥下反射の確認（正常では甲状軟骨の動きが1横指以上挙上する），③誤嚥が起こっているか否かは，一般的に食事中のむせ（せきこみ）の有無で判断することが多いと思われる．しかし，silent aspiration（不顕性誤嚥ともいい，むせのない誤嚥のことである）が起こっている可能性もあるので，むせだけでは判断せず，VF検査時の結果を踏まえて食事の前後で声の変化がないか，発熱や喀痰の増加がないかなどに注意をする．また，一見，咀嚼しているように見えても，舌などの運動障害により十分な食塊形成が行えず，食べ物が咽頭に落下することもあるため，注意が必要である．食塊が咽頭に残留する例では，複数回の嚥下をするなどの咽頭残留除去法を行う．また疲労や体調の変化についても注意する．上記の観察のポイントを確認しながら，ゆっくりと患者のペースで介助を行う．

3．食事内容について

咀嚼や送り込みに時間がかかる症例では，普通食よりもやわらかい軟菜やかゆなどを提供することにより，咀嚼にあまり努力しなくてすむ．また食事時間の短縮にもつながり，本人の疲労や心理的ストレスを少なくするだけでなく，介助者の負担の軽減にもつながる．

重度の嚥下障害により経管栄養などの非経口的な栄養摂取が主体となる患者についても，安全性を確認し，可能なかぎりゼラチンゼリーなどを提供することで，QOLの向上や，摂食・嚥下器官の廃用性変化の予防にもつながる．

4．食事量・時間について

今まで述べてきたように，先行期から咽頭期の各段階において，障害のため食事時間は延長傾向にある．もし，疲労などにより食べ残しが多く，1日に必要な栄養摂取が困難な場合や誤嚥の危険性が高くなる症例では，1回の食事量を少なくして回数を増やす方法もある．このような分割食の心理的な利点としては，第一に，多量の食事を短時間に食べてしまわなければならないストレス

から解放されること，第二に，決められた時間内に食べておかなくても空腹を感じなくてすむ点である[13]．このような分割食を行う場合，日内変動を把握し，off現象の時期を避けて食事時間を設定する．

5．間接訓練

パーキンソン病患者では，基本的に個々の患者に合わせ必要な訓練（舌や頸部などのリラクゼーションを目的とした嚥下体操や，アイシングなど）を行う．このような訓練は食事前の準備運動として，また廃用性変化の予防のために必要である．また，積極的な運動療法が有効な患者も多い[21]．しかしパーキンソン病の進行例では，精神緩慢や痴呆症状が出現するため，指示に対する理解や協力が得られず，訓練内容によっては困難となる[21]．

作業療法アプローチの実際

われわれが経験した症例の中で，入院時より長期間にわたり摂食・嚥下アプローチを行い良好な経過をたどった症例を挙げ，作業療法アプローチの実際を紹介したい．

1．症例の概要

症　例：氏名T.K，男性，82歳．
診断名：パーキンソン病
現病歴：1985年ころより手指の振戦が出現し，パーキンソン病の診断を受ける．1994年3月に本院を受診し，その後，入退院を繰り返しながら，在宅では訪問看護サービスを受けていた．2000年5月7日より発熱があり，嚥下・歩行困難となり，当院入院となる．

入院時神経学的所見：5月10日より訓練が開始され，Yahrの分類でstage V，固縮は頸部・体幹・上肢などに中等度ないし高度に認められた．構音障害も重度であり，精神症状においても自発性の低下や幻覚がみられ，日常生活動作（ADL）は全介助レベルであった．

表 4 当院における段階的嚥下訓練食の概要

段階	開始食	訓練前期食	訓練中期食	訓練後期食	移行食
固める材料	ゼラチン 濃度1.5%	ゼラチン 濃度2.0%	ゼラチン 濃度2.0%	ゼラチン でんぷん 増粘剤, 他	ゼラチン でんぷん 増粘剤, 他
ざらつき	なし	なし	少々あり	あり	あり
主食		おもゆゼリー	おもゆゼリー	かゆペースト	全がゆ, 軟飯
副食	果汁ゼリー	味噌汁の汁 卵豆腐	具入り味噌汁 卵とじ	ペースト	軟菜
エネルギー	1品あたり 0〜100 kcal			1,300 kcal	1,500 kcal
水分				1,100 ml	1,600 ml

2. 経過

1) 摂食・嚥下訓練開始期

入院当初は全身状態が低下しており,廃用性変化予防のため,ROM訓練,基本動作訓練,嚥下訓練,口腔内ケアなどが行われた.特に作業療法では嚥下機能改善のため軟口蓋のアイスマッサージや,頸部のROM訓練,pushing exercise(声門の閉鎖機能および軟口蓋の筋力強化などを目的に行う押し運動のこと)などを行った.また間欠的口腔食道経管栄養法(以下,IOE法:間欠的にネラトンカテーテルを用いて栄養摂取させるもの.カテーテルの留置の必要がなく,不快感も少なく衛生面でも良いとされる)導入の準備段階として,シリコンカテーテルの嚥下訓練も行った.栄養摂取は経鼻的経管栄養(以下,NG法)のみであり,摂食訓練は行っていない.

2) 直接訓練(摂食訓練)開始期

VF検査の結果,嚥下反射も良好で食塊(バリウムゼリー)の喉頭侵入もみられなかったため,入院73日目より頸部前屈位,体幹60°臥位で昼のみ嚥下開始食(果汁ゼリー:1.25%ゼラチン)による段階的直接訓練(**表4**)を開始した.

作業療法士は,摂食時の姿勢調整と複数回嚥下の指導などを行い,誤嚥の防止に努めた.また,シリコンカテーテルの嚥下もスムースに行えるようになったため,栄養補給はNG法からIOE法に変更した.このことにより,カテーテルの長期間の留置という問題点を解決でき,IOE法による短時間での栄養摂取が可能となり,心理的ストレスも改善された.また上肢機能の改善に伴

表 5　症例の経過

	嚥下訓練開始期	摂食訓練開始期	経口摂取自立期
経過	初日 →	73日目 → 76日目 → 86日目 →	135日目 →
摂食訓練		開始食 → 前期食 → 中期食 →	後期食 →
補助栄養	NG法 →	IOE法 →	→
体位		60°背臥位 頸部前屈 →	→
Yahrの分類	V →	IV →	→

い，スプーンの柄や食器を工夫することで自力摂取が可能となった．入院76日目より嚥下前期食，入院86日目より嚥下中期食にそれぞれ移行した（**表5**）．

3）経口摂取自立期

VF検査の結果，入院135日目より嚥下後期食1/2量（ペースト形態）に移行した．しかし，経口摂取のみでは全量摂取は困難なため，IOE法は継続された．また，カテーテルの飲み込みは自立していた．その後，ADL能力にも改善が認められ，現在の摂食・嚥下能力での自宅退院に向けた指導を開始した．

家族に対しては，ペースト食の調理法を含めた栄養指導やIOE法の管理方法について指導した．また，地元の保健婦と，通所リハなどの社会資源の利用や本人の摂食・嚥下能力について情報交換を行った（**表5**）．

おわりに

パーキンソン病は進行性という経時的な症状の変化と，wearing-off現象などの日内変動により，摂食・嚥下機能が複雑に変化する．パーキンソン病の「食」に関わる職種が疾患に対する共通の認識をもち，対応を図ることによって，より良い効果を生み出すことができる．「食」は基本的欲求の一つであるが，QOLという文化的側面も兼ね備えている．症状が進行した後の経管栄養の併用や胃瘻の造設といった段階になっても，可能なかぎり「食」が生活の一

部であり続けることは重要であろう．

引用文献

1) 楠見公義，中島健二：パーキンソン病診療の今日的意義．パーキンソン病（柳澤信夫編）．pp.2-9, 金原出版, 2000
2) 豊倉康夫，萬年　徹，高須俊明，他：パーキンソン病の原著と全訳．三共株式会社, 1974
3) 長谷川康博：自律神経症状．パーキンソン病（柳澤信夫 編）．pp.27-34, 金原出版, 2000
4) 丸山哲弘：パーキンソン病と認知障害．*Progress in Medicine* **19**：1418-1427, 1999
5) Jong-Ling Fuh, Rheun-Chuan Lee, Shuu-Jiun Wang, et al : Swallowing difficulty in Parkinson's disease. *Clin Neurol Neurosurg* **99**：106-112, 127-134, 1997
6) Nilsson H, Ekberg O, Olsson R, et al : Quantitative assessment of oral and pharyngeal function in Parkinson's disease. *Dysphagia* **11**：144-150, 1996
7) Lieberman AM, Horwitz L, Redmond P, et al : Dysphagia in Parkinson's disease. *Am J Gastroenterol* **74**：157-160, 1980
8) 金子芳洋，千野直一(監)：摂食・嚥下リハビリテーション．pp.19-36, 医歯薬出版, 1998
9) 小椋　脩，清水充子，谷本啓二(編)：嚥下障害の臨床―リハビリテーションの考え方と実際．pp.14-21, 医歯薬出版, 1998
10) Nagaya M, Kachi T, Yamade T, et al : Videofluorographic study of swallowing in Parkinson's disease. *Dysphagia* **13**：95-100, 1998
11) 三石敬之，渡辺　進，中西亮二，他：パーキンソン病における舌運動障害の検討．第36回日本リハビリテーション医学会学術集会一般演題抄録, 1999
12) Galib N Ali, Wallace KL, Schwartz R, et al : Mechanisms of oral-pharyngeal dysphagia in patients with Parkinson's disease. *Gastroenterology* **110**：383-392, 1996
13) 藤島一郎(監)：嚥下障害―その病態とリハビリテーション．原著 第2版, pp.157-174, 医歯薬出版, 1989
14) 山本光利：パーキンソン病の経過．パーキンソン病（柳澤信夫 編）．pp.65-80, 金原出版, 2000
15) Swallowing in Parkinson Disease. National Parkinson Foundation Home Page (http://www.parkinson.org/)
16) 横地房子：定位脳手術．*Progress in Medicine* **19**(6), 1999
17) Bushmann M, Dobymeyer SM, Leeker L, et al : Swallowing abnormalities and

their response to treatment in Parkinson's disease. *Neurology* **39**：1309-1314, 1989
18) 西本　詮, 宮本俊彦：パーキンソン病における手指の変形. 神経内科 **4**：299-307, 1976
19) 橋本洋一郎, 眞野行生：パーキンソニズム患者のADL—パーキンソニズムへのリハアプローチ. 臨床リハ **6**：135-141, 1997
20) 藤島一郎：脳卒中の摂食・嚥下障害. 第2版, 医歯薬出版, pp.87-135, 1998
21) 道　健一, 道脇幸博(監訳)：Logemann 摂食・嚥下障害. pp.268-279, 医歯薬出版, 2000

参考文献

1) 山永裕明, 中西亮二, 野尻晋一, 他：疾患と処方のポイント—パーキンソン病. 臨床リハ **1**：138-142, 1992
2) 山本光利, 楠見公義, 中島健二：パーキンソン病の経過. パーキンソン病（柳澤信夫 編）. pp.65-80, 金原出版, 2000

❻ 関節リウマチに伴う食の障害へのアプローチ

鈴木　明美

Akemi Suzuki
(新潟県立リウマチセンター)

Summary

　関節リウマチの食の障害は，進行性の多関節障害によって，食べる動作や起居移動動作の能力低下を引き起こし，また疼痛や炎症による消耗・疲労，内科的合併症などの影響を受ける．
　作業療法の評価では，特に関節機能障害がどのような食の能力低下を引き起こすのかをまとめ，それらを解決するための作業療法アプローチを紹介する．また，食べる動作に限定した摂食機能の障害だけではなく，その前提となる起居移動能力や食事の準備なども含めた生活環境の調整が重要であることを述べる．作業療法の実際として，ADL全介助となった重症ムチランス型リウマチの症例を紹介する．

はじめに

　日常生活の中で「食べる」ことは，健康や生命を維持するために不可欠であるが，同時に「おいしい」という快い感覚や食べる「楽しみ」を満たしたり，また他者とコミュニケーションを共有する場としても重要である．
　日常生活動作（activities of daily living；ADL）評価では，食事はほとんどの評価表に含まれており，人間らしい生活をするうえで基本となるものであ

る．ADL 評価で食事動作は，あらかじめ目の前にセットされた食べ物を口に取り込み，咀嚼し，嚥下するまでの動作[1]に限定して評価される場合が多い．

進行性の多関節障害をきたす関節リウマチ（rheumatoid arthritis；RA）患者の食の障害については，ADL 評価表の中の食事動作のみならず，移動能力と生活関連動作（activities parallel to daily living；APDL）に含まれる食事の準備を含めた生活環境に至るまで，幅広く取り扱う必要がある．

関節リウマチの疾患特性と食の障害

1．RA の疾患特性

RA は免疫異常を基礎とし，炎症と関節破壊によって全身の関節に機能障害を引き起こす．そして，基本的な ADL が困難となり，患者の生活の質（QOL）までも低下させる難病の一つである[2]．

RA は 20 歳から 50 歳代に発症する率が高く，男女比はおよそ 1：4 で，女性に多い疾患である[3]．RA の発症経過は大きく 3 タイプあるが，RA の進行や発症早期に予後を予測するのはきわめて困難である[4]．RA の生命予後は，最近の研究では，一般人に比較して平均寿命が 10 歳以上短いことが報告されており，全身性疾患として決して予後のよい疾患とはいえない[5,6]．

RA における特徴的な疼痛は，単関節にとどまらず多関節に及び，気候や自律神経バランスなどの影響を受け，変動することが多い．また，痛みは，スケールで表せない個人的感覚であるために，他者に理解されにくく RA 患者の心理的ストレスは大きい．

RA 患者の 3 大不安は，「再発・進行」「薬の副作用や合併症」「ADL の低下」であり，「激しい痛みがあり，治らないこと」に常に悩まされながら生活している[7]．平均寿命の延びに伴い RA 患者も高齢化しつつ増加し[8]，罹病期間は長期化する傾向にある．

2．RA 患者の ADL 障害の特徴と食の障害

旧新潟県立瀬波病院で作成した「リウマチ日常生活動作検査表」[9]を用いた調査では，入院 RA 患者 230 症例のうち，1 例のみ介助を受けていた．その中で食事は「なんとか」「やっと」食べているものも含め，ADL の中で最も自

表 1 食事の自立度順位と自立度の低い動作

食事動作	％（自立度順位）	自立度の低い動作	％（自立度順位）
はしなどで食べる	99.5（1位）	床からの立ち上がり	36.9（44位）
コップで飲む	98.6（4位）	タオルしぼり	53.5（43位）
茶碗の把持	91.3（29位）	爪切り	73.9（41位）
ねじフタの開閉	59.1（42位）	洗髪	75.6（40位）

立していた動作であった[10]．

　食の障害に関連する評価項目は，食事の中に3項目，物品の操作の中に1項目設けている．

・食事：はし，スプーン，フォークなどの食器を使って食べることができる．
・食事：お椀や茶碗などの器を把持，保持して口まで運ぶことができる．
・食事：コップやカップなどでお茶や水を飲むことができる．
・物品の操作：ビン，フタの開閉ができる．

　食事動作と自立度の低い動作における自立している患者の割合とその順位を表1に示す．

　一般に食事は日に3回はとるもので，「人の世話にならないで」自分で食べたいという欲求の強い行為でもある．同様にして，トイレ動作は日に何回もするもので，起居移動が伴い，ズボンやパンツの上げ下げや排泄後の後始末など，動作の難易度は高いものの，食事に次いで自立していた．これらの動作は毎日繰り返される必要不可欠な行為であり，やり方は普通でなかったり，自助具の利用や生活環境の調整などにより，時間をかけてなんとか行っていた．逆に自立度の低い動作は，関節に負担がかかり関節保護の観点からしないほうがよい動作，毎日する必要がなかったり，他の方法で代償できる動作とも考えられる．

　安藤の報告[11]でも，RAのADLは自立か要介助で区別すると，大多数が自立していたが，場所と用具の制約なしに諸動作が可能なものは少数で，家庭の普段の生活の中でのみ自立している者が多かったと述べている．

　次に，食べる動作の障害となる関節部位（図1）と原因（図2）[10]を示す．

　食器を持つ，つかむなど，把持機能として問題となる関節は，手指・母指・手関節で，原因は疼痛と筋力低下であった．

　はしなどで食べる時は，肘や前腕の関節可動域（ROM）制限が加わり，食

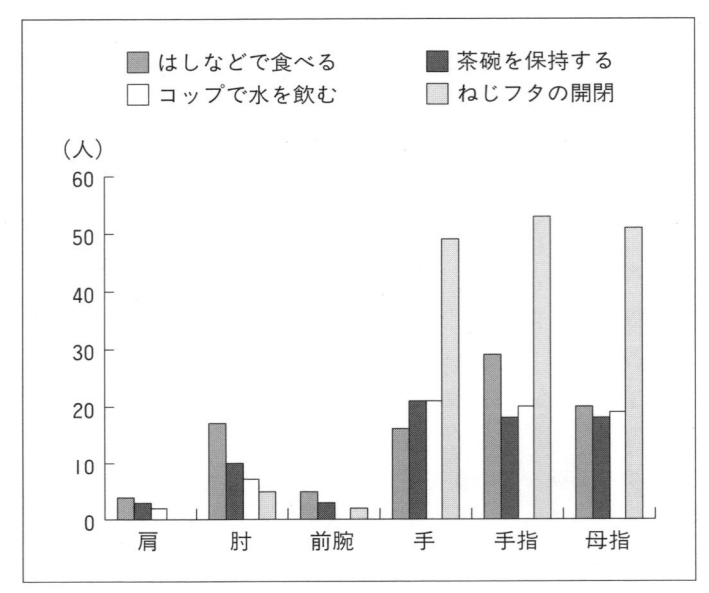

図 1　食べる動作の障害となる関節部位[10]

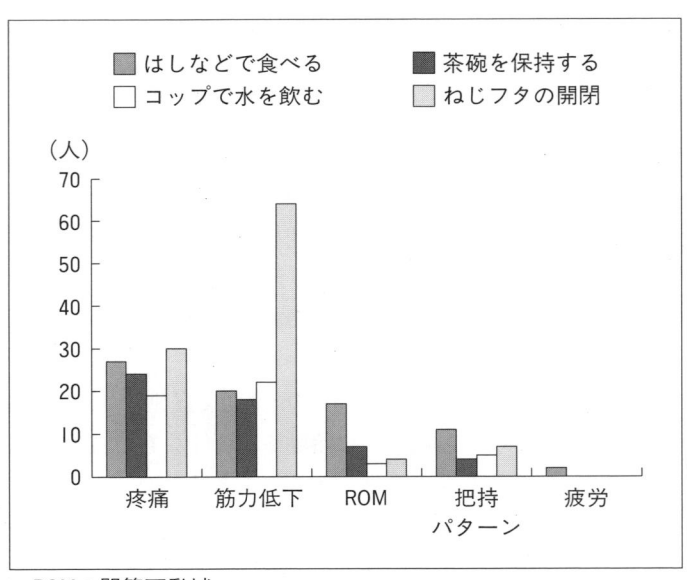

ROM：関節可動域

図 2　食べる動作の障害となる原因[10]

べ物を口まで運ぶことができない，リーチ機能障害が問題となる．また，何度も繰り返し食べ物を口まで運ぶ動作においては，上肢の筋力低下や疲労のため「やっと」食べている例もあった．

ねじフタの開閉では，手指・母指・手関節の筋力低下と疼痛の問題が多かった．

食事はADLの中で最も自立している動作ではあったが，患者は上肢関節に疼痛，筋力低下，ROM制限，把持パターン，疲労などの障害がありながらも，なんとかして食べている状態といえる．

RAに特徴的な症状である朝のこわばりや疼痛の影響で，寝返りや起き上がりができず，他者の介助を要したり，食べ物を口まで運ぶのがやっとで，かむことも苦痛という場合が少なくない．薬剤のコントロールによって体調が改善するゴールデンタイムには楽に食べられるようになり，朝できなかった洗面や着替えが可能になるなど，ADL能力が著しく改善するのも大きな特徴である．

3．進行性の多関節障害と食の障害

RAの関節炎は全身に及ぶことが多く，寛解と再燃を繰り返しながら軟骨や骨の破壊へ進行する．最終的には関節動揺性や拘縮，強直などの変形を生じ，ADLは経年的に障害されていく．

発症早期では，はしの返しが悪い，重い茶碗が持てないなど，手指や手関節の疼痛による障害が自覚されることが多い．いったん手指が変形してしまうと把持パターンは変化し，握力，ピンチ力の低下などにより，物品の正確な把持が困難となる．肩や肘のROMに制限があると，目的の位置に手を到達させるリーチ機能が障害される．また，顎関節の開口制限により，食べ物を口腔内に取り込むことが困難になる．

体幹・下肢関節では，全身のこわばりや疼痛，関節破壊，筋力低下などによって，起居移動能力が著しく低下する．

これらの関節症状による食べる動作の障害は，以下の3点である．
①食器や食べ物を把持することができない
②食べ物を口まで運ぶことができない
③食べ物を口腔内に取り込んだり，咀嚼することができない

食べるために必要な起居移動動作の障害は，以下の5点である．
①ベッドから起き上がることができない

②食べるために必要な姿勢の保持ができない
③椅子から立ち上がることができない
④食べる場所（台所，居間など）まで移動できない
⑤水を飲む，冷蔵庫から食べ物を取り出すなど，移動を伴う目的動作ができない

　RA患者の食の障害を食べる動作に限定すれば，目の前にセットされた食事であれば，どんな食べ方であれ，自助具や装具，動作の工夫などによって多くの場合は可能であろう．しかし，食事は，栄養補給というよりは，生活習慣や楽しみとしての意味合いが強く，そのスタイルにバリエーションのある豊かな行為でもある．食べ物をいかにして食べるかが，重要な点である．

　RA患者は，起居移動能力に障害が多く，食べることはできても一人でベッドから起き上がることができなかったり，手の届かないところにあるしょうゆ一つ取ることができなかったりする．寝食分離できずにベッド上で食べる自立から，台所まで歩いて行き，好きなものを取って食べ，家族と一緒に食べられる自立，さらに，好きなものを作って食べたり，外食を楽しむことまで，その主体的な食のスタイルは多様である．こうした意味から，RAの食の障害には起居移動能力が大きく関与し，自立の内的意味合いを高める重要な動作である．

4. 全身症状を伴う消耗性疾患としての食の障害

　RAは，関節局所の炎症疾患と誤解されがちであるが，貧血，微熱，朝のこわばり，全身倦怠感，易疲労性，体重減少など，全身症状を伴う消耗性疾患である[12]．炎症による消耗，食欲不振のほか，長期服薬による悪心・嘔吐，味覚障害，胃腸障害などの副作用により，食事の重要性はわかっていてもおいしく食べられないことが多い．また，消化器障害，腎機能障害や糖尿病などの合併症により，食事制限を受けている場合も少なくない．特に罹病期間が長期化すると続発性アミロイドーシスを合併することが多く，アミロイド蛋白が全身の組織に沈着して各臓器障害を引き起こす．消化管への沈着は頑固な下痢と消化管出血を生じ[13]，また腎への沈着は重篤な腎不全を併発することがある．

　一般にRAにおいて内臓疾患がない例では，ほとんど食事制限はなく，バランスよく何でも食べることが勧められる．下肢関節への負担を軽減するために体重のコントロールは重要である．

作業療法アプローチの基本

1. 作業療法における評価
1) 全身状態
病歴や RA 検査データより，RA の病期とコントロールの状態を把握する．
RA の関節外症状や合併症をチェックし，リスクを確認する．
現在服薬している薬剤と副作用の有無を把握する．

2) 関節症状など
疼痛，腫脹，関節動揺性，変形，関節破壊などを触診や各種画像診断より評価する．
腱断裂や腱鞘炎，感覚障害の有無を評価する．

3) 機能障害
ROM，筋力，リーチ機能，握力，ピンチ力，把持機能などを評価する．

4) 日常生活動作（ADL）
バーセル・インデックス（Barthel index）や FIM (functional independence measure)，厚生省特定疾患神経・筋疾患リハビリテーション調査研究班 ADL 分科会作成の ADL 評価表などが多く使用されている．

当院では 1985 年に作成した「リウマチ日常生活動作検査表」[9]を使用している．ADL の自立度を数値で示すものではなく，患者の「している ADL」の状態を具体的に記述し，困難な動作については，どのようにできないのか，ADL 能力と機能障害との関係を分析できるように工夫された評価シートである．困難な動作は，どのようにすれば改善できるか，解決策を記入し治療計画の立案に役立てている．

5) 生活関連動作（APDL）
家族構成や役割など，個人によってライフスタイルは異なり，必要に応じた評価を行う．RA は女性に多いので，特に家事や育児に関する評価は重要である．

6) 生活環境など
家族構成，家屋状況，職業や役割，趣味，経済状況などを把握する．
関節に対してストレスになっている物理的要因や生活様式を把握する．おもな介助者や協力体制の有無を把握する．

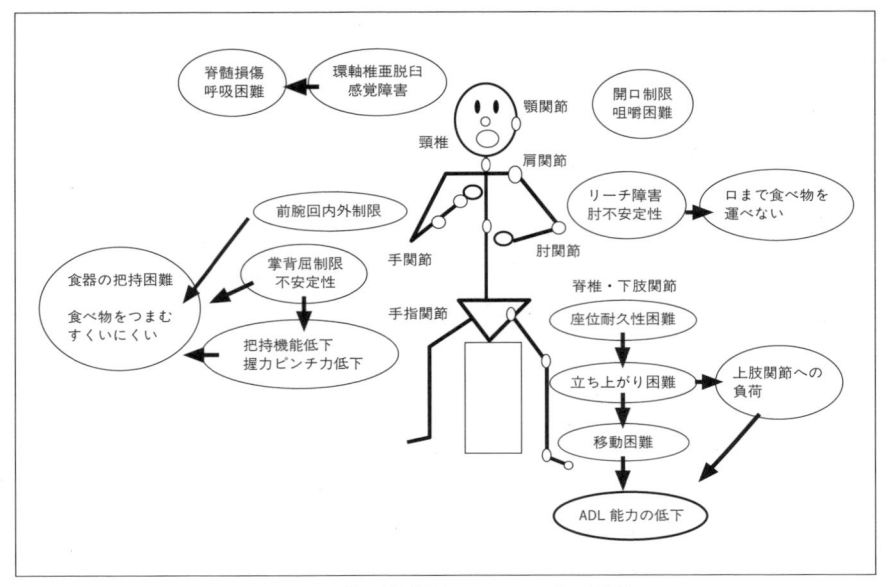

図 3 関節機能障害からみた食の障害

2. 関節機能障害からみた食の障害（図3）

RAのADL障害には、さまざまな関節機能障害が複雑に影響している。上肢遠位関節の障害は近位関節の代償動作で補ったり、普通とは違うやり方で食べる工夫をしている。これらはRA患者自身、無意識に行っていることが多く、関節に負担をかける動作になっていないか、代償動作も含め詳細なADL評価が重要である。

1) 頸椎障害

環軸椎亜脱臼などによる頸髄の症状は、上肢の感覚障害として、手指の脱力感などがあり、食器がすべる、持てないなど、把持機能に影響を及ぼす。また、頸椎カラーを処方されていても、頸や顎の動きが制限され、「食べたような気がしない」じゃまな装具となり、食事の時には外していることも少なくない。

2) 顎関節障害

口の開口制限が強い場合は、食べ物の取り込みができなくなったり、関節痛による咀嚼困難は、食欲低下や栄養不足を招く。

3) 肩・肘関節障害

肩・肘の可動域制限や肘不安定性，筋力低下などは，食器に手を延ばしたり，食べ物を口まで運ぶなどのリーチ動作に大きな障害となる．肘屈曲120°以下では，食べ物を口まで運びにくくなり，頸，体幹を前屈させる代償がみられる．

4) 前腕障害

前腕の回内外制限があると食べ物をつまみ上げたり，すくったりする食器の操作がやりづらくなるため，肩関節による代償がみられることが多い．回外制限は口まで食べ物をこぼさずに運ぶ調節が困難になり，スプーンは回内位で把持したり，食べ物の取り込みでは食器が口元に向かず，頸を食器に近づける代償が起こりやすい．

5) 手関節障害

疼痛は手関節の安定性を欠き，手指に力が入らず食器の把持がしっかりしない．少し重い器の把持が困難になる．また，掌背屈制限は食器の操作がしづらく，食べ物を口に取り込む時には肩の外転が起こりやすい．

6) 手指関節障害

スワンネック変形やボタン穴変形，母指の内転拘縮などがあると，食器の把持自体が通常のパターンでできない．母指の疼痛や動揺性は，ピンチ力を低下させ，食器の正確な把持を困難にする．母指の内転把持をうまく利用している例も多いが，逆にコップや径の大きな器の把持が困難となる．手指の疼痛やピンチ力の低下は，ビンのフタや缶ジュースのプルトップを開けられず，また巧緻動作が困難になる．ムチランス変形のように関節動揺性やピンチ力低下のため，食器は把持できても食べ物をすくう機能には実用性がないなど，さまざまな把持機能障害がみられる．しかし，RA手指の変形は比較的ゆっくり進行するので，ADLでは適応している場合が多い．

7) 胸・腰椎障害

食べるために必要な座位の保持が困難となり，寝たままで食べ物を飲み込む時は誤嚥に注意を要する．RAでは骨粗鬆症のため，胸・腰椎の圧迫骨折，腰背痛などを合併している頻度が高い．座位耐久性の低下や下肢の廃用症候群を引き起こしやすい．

8) 下肢関節障害

股関節や膝関節の疼痛や関節破壊では，ベッドや椅子からの立ち上がりや移

乗，歩行に問題が生じ，食べる場所までの移動ができなかったり，生活範囲が限定される．また，トイレまでの移動を避けたり，他者の介助を減らすために水分摂取を控えて脱水状態になったり，食べるのを我慢するようなことも少なくない．

3. 生活環境などの評価

摂食動作そのものは自立していたとしても，不自由なく食事ができているとは限らない．RAは女性に多く，特に主婦の場合には家族の分も含めた食事の準備に携わらざるをえない．食材の買い出しや準備，調理，後片付けなど，エネルギーを要する複雑な作業をしなければならない．

家族の協力が得られる場合は，部分的な調理に関わったり，作りおきのおかずを冷蔵庫から取り出して食べることもできる．また，一人暮らしの場合は，必要に応じた人的サービスの利用を検討しなければならない．

一方で，ファーストフードやレトルト食品，宅配弁当など，食を取り巻く環境は便利になり，食べることには不自由しない．しかし，その食べ物の調達には移動能力や移動手段，人的介助の有無などが影響する．毎日の食事がインスタントでは飽きてしまうが，上手な利用の仕方によっては自立生活を助けることになる．RA患者の生活習慣や価値観を尊重し，どうのような食事スタイルをとりたいのか把握したうえで，以下の点について評価する．

　①だれと暮らしているか，協力者の有無
　②屋内の起居移動能力
　③屋外の移動能力や移動手段
　④買い物はできるか
　⑤台所の構造・配置上のバリアはないか
　⑥調理動作は可能か
　⑦食べ物の調達やセッティングは可能か

4. 作業療法アプローチの方法

1）把持機能の改善

a．握力・ピンチ力の改善

食器の把持に必要な握力やピンチ力はどのくらいなのだろうか？　石川の報告[14]では，当院RA患者100手のデータでは，はしでのつまみ動作が可能な群

66手，不可能な群34手で，おのおのの平均握力は123 mmHg，51 mmHg，平均ピンチ力（3点ピンチ）は，1.9 kgf，0.5 kgfであった．はしでのつまみ動作に関与する因子は，握力，ピンチ力，骨破壊力，関節運動機能（pulp-palm distance；PP-D〈指腹手掌間距離〉，total active flexion；TAF〈総自動屈曲運動域〉，extention lag〈伸展不全〉），罹病期間で，関与の少ない因子は，疼痛，腫脹，変形の種類，年齢と述べている．把持機能の改善には，握力，ピンチ力の改善が重要である．

作業療法では，3指つまみの作業としてペーパクラフトやマクラメ，クレヨンでの塗り絵，ベルクロ付きペグゲーム，セラプラストなどを利用して握力，ピンチ力の改善を行っている．

b．スプリントによる機能改善

手関節は早期から障害されやすく，手関節の疼痛や変形ならびに関節動揺性は，握力の低下，把持の安定保持を困難にする．

当院では，パワーネットでリストサポーター[15]を作製し，装着によって握力，前腕の回内外可動域の改善，疼痛の低下がみられ，ADLの改善が得られている[16]．サポーターの装着率は高く，はしの運びが楽になった，茶碗を持てるようになったなど，生活に役立つ装具として患者の受け入れは良い[17]．

一方，RA手指の変形に対しては，母指の疼痛や動揺性に対して機能改善を目的とした固定用スプリントを作製[15,18]する頻度が多い．スワンネック変形やボタン穴変形，尺側偏位に対してもスプリントを作製しているが，手の動きを妨げるためか，装着率は良いとはいえない．外観上の問題から，希望して装着している例を除けば，スプリントの装着によって手指が使いやすくなる明らかな能力改善が得られないものは，作製してもその場かぎりで，継続して使われることはない．

スプリント作製時には，装着目的やメリット，デメリットを患者に説明し，理解を得たうえで作製することが重要である．詳しいスプリント作製については，成書を参考にされたい．

c．自助具による機能代償

把持機能を補うために，以下のような工夫がなされる．

①はし：塗りばしはすべりやすいので，軽い割りばしやすべり止め付きのはしが使いやすい．

②スプーン・フォーク：軽いプラスチック製のものや，ヘッドが簡単に曲げ

られるステンレス製のもの，柄は形状記憶ポリマーのものが便利である．把持しやすくするためには，柄の太さを調節したり，把持の安定性を高めるためにベルクロで固定する．

③手づかみ：自助具には当たらないが，特に朝食はおにぎり，パンなどにすることで楽に食べる工夫をしている例も多く，状態に合わせた食べ方，食材の工夫が重要である．

④コップ，カップ：軽量でホルダー付きものが持ちやすい．両手把持で持つ例が多く，関節保護上も良い．

2）リーチ機能の改善

リーチ障害の原因について，どの関節に ROM 制限があるのか，関節破壊によるのか，疼痛なのか，あるいは，筋力低下によるのかなど，正しく評価する必要がある．

a．肩・肘・前腕の ROM 改善・維持

徒手による運動療法のほか，プーリーを利用した自動介助運動や温水プール内での自動運動，リウマチ体操などを行う．痛みを誘発しないように留意することと，関節に負担をかけない正しい運動の仕方を体得してもらうことが重要である．

b．上肢の筋力改善・維持

筋力強化の方法は，徒手的には関節に負担がかからないように等尺性収縮で行う．マクラメやワイピング，作業活動などを利用するが，RA は疼痛の影響で，上肢については抗重力位の運動負荷は難しく，筋力の改善は長期的にみる必要がある．

c．肘サポーターによる疼痛軽減，安定支持

肘の腫脹や疼痛に対して，肘全体を包み込む筒型タイプの肘サポーターを作製している．素材は伸縮性のあるマジックパイルを用いている．食べ物を口に運ぶリーチ動作の改善につながり，装着率も良い．

d．自助具による代償

テーブルを高くすることで，茶碗や皿などの器と口までの距離を短くする．しかし，テーブルが高すぎると，常に肩関節は屈曲外転位を維持することになり，上肢を支えきれず疲労しやすい．患者に合わせた調節が必要である．

食器や器は軽量なものを使用し，柄の長さや角度を調節する．

e．人工肘関節形成術（TEA）後の機能改善

薬物療法や運動療法，装具療法などでもコントロールできない肘の腫脹や関節破壊によって，手が口まで届かない，顔が洗えないなどの著しいADL障害をきたしている例では，人工肘関節形成術（TEA）は有効である．疼痛はなくなり，肘のROMは屈曲120°～130°程度まで得られ，リーチ機能は著しく改善する．利き手では，はしやスプーンでの食事が，非利き手では両手での洗顔が術後の目標になる．

3）座位耐久性の改善

食事の時間，少なくとも2～30分は背もたれなしに座位を保持できるようにしたい．患者の趣味や手工芸などの作業を利用して徐々に座位の時間を長くし，耐久性の改善を進める．

しかし，RA患者は座位はできても，臥位からの起き上がりやその逆の動作が自力ではできない場合が多い．他者の介助に頼らなければならない例については，ゴールデンタイムまで寝たまま動けないので，電動ベッドの導入も必要である．しかし，この便利なベッドが体幹の筋力低下を助長し，ADL能力の低下を招く危険性もあるので，使用上の注意について十分なオリエンテーションが必要である．

4）起居移動能力の改善

理学療法士による基本的な起居移動の訓練と連携して，病棟や自宅の生活環境に近い状況で，安全に，かつ関節に負担を与えないような起居移動の仕方を指導する．特にベッドからの起き上がりは頸椎や肩肘に，椅子からの立ち上がりでは手指に対してストレスを与える動作パターンがあり，上肢機能障害や変形の助長につながるので関節保護の指導が必要である．

5）生活環境の調整

実際に訪問して家屋評価を行い，指導することが望ましいが，当院では診療圏が広域なためフォローできない場合が多い．面接による家屋環境の調査を参考にして，特に，ベッドや椅子，テーブルは患者に適した高さにすること，寝室から食べる場所までの移動方法やバリアの有無，台所のレイアウトや使用器具，道具の配置など，改善すべき点の指導を行う．また，ヘルパーやボランティアなど，利用できるサービスの情報を提供し，患者の自立生活を支援することが重要である．在宅で介護が必要な場合は，家族に対して援助方法を指導する．早期のRAでは，薬物療法によって痛みが消失すると治癒したものとの

誤解から，本人も家族も今までどおりの役割や生活習慣に戻り，RAの再燃を招きやすい．当院のリウマチ教育入院では，RAに関する正しい情報を伝え，RAをコントロールしながら生活する指導を家族にも行い効果を上げている．

介護保険法では，RAは40歳以上が介護サービスを利用できる．患者のADLの状況を最も把握している作業療法士は，在宅での生活に必要な住環境の調整やケアプラン作成に必要な情報をケアマネジャーに積極的に提供する必要がある．

作業療法の実際

重度障害のみられるRA症例を通して，作業療法アプローチの方法を紹介する．

1．症例紹介

症　例：ADL全介助レベルのAさん，ムチランス型RA，64歳，女性．

家庭生活状況：夫，長男との3人暮らしで，日中は一人で留守番をしていた．住宅はバリアフリーで，ベッド，洋式トイレを使用．T字杖を両手で持ち，腹部で支持してやっと歩行していた．食事はベッド脇に息子が用意してくれたおにぎりやパンを手づかみで食べていた．排泄は寝室近くのトイレまで歩いて行き，自立していた．

夫はRAに対する理解に乏しく，怠け者だ，やる気がないからだ，として非協力的．キーパーソンは長男．

入院までの経過：1983年，RA発症．近医で非ステロイド性抗炎症薬（non-steroidal anti-inflammatory drugs；NSAIDs）のみの治療を受けていた．

1998年9月，自宅で転倒し，歩行不能となりI病院に入院した．人工膝関節形成術（TKA）を予定したが，著しい呼吸機能の低下があり，手術適応とならずリハビリテーション（以下，リハ）のみ実施していた．

同年11月，リハ目的に当院紹介入院となった．RAの活動性は低く，コントロールは良好であった．歩行不能の原因は，両股関節，膝関節の高度関節破壊，転倒による頸髄損傷が考えられたが，いずれも手術適応とならなかった．装具療法とリハを実施し，トランスファー介助による車椅子移動，食事の自立

が治療目標となった．

2．作業療法評価
食事動作に限定して述べる．
1）ADL：全介助レベル
I病院では，廃用性の筋力低下により手は口まで届かなくなり，食事は，平皿に盛った小さなおにぎりやおかずをテーブル上にセッティングされ，頸，体幹を前屈させて口で取り込む方法を指導されていたそうである．

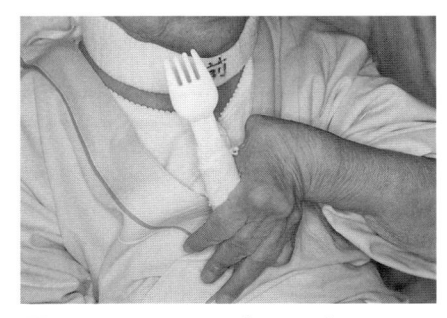

図4 フォーク・スプーンで食べることは困難

当院では，頸髄症状があり，頸椎カラーを装着しているAさんには，上記の方法はリスクが大きく，むしろしてはいけない動作として，ナースによる全介助食（すりつぶし食や軟固形食）となった．

2）できる食事動作
高いテーブル上に，コップにストローをセッティングすれば，水分摂取は可能である．細長いパンを両手でつかみ，口にかろうじて運ぶが，パンが小さくなると口まで運べない．歯は1本しかないため，咀嚼不良である．

3）食事動作の問題点
スプーン・フォークはプラスチック製の軽いものにし，柄の太さを改良しても，①手関節の不安定性，②把持機能低下（握力，ピンチ力測定不可），③手指の感覚障害（しびれ，知覚鈍麻），④上肢の筋力低下によるリーチ障害のため，食器を使った食べ物の取り込みは困難であった（図4）．

座位耐久性，体力の低下が著しく，長期臥床による廃用症候群の問題が大きい．

4）Aさんの食事に対するニーズ
家では息子に食べ物を届くところに用意してもらえば，左手に軽いフォークを持って右手で左の肘を支えて食べていたから，そのくらいはできるようになりたい（ポータブルトイレを自立して自宅復帰したい）．

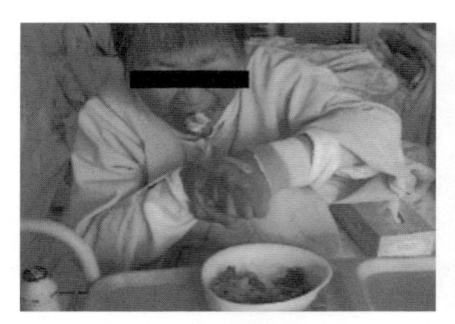

図5 形状記憶ポリマー柄のフォークでサラダを食べる

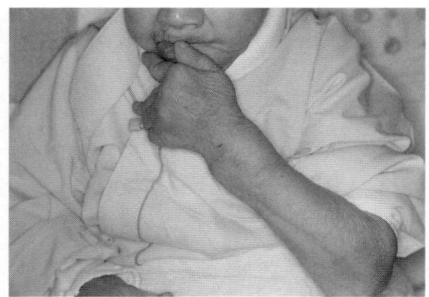

図6 左手が口まで届く

3. 作業療法アプローチ

1) 作業療法プログラム

食事の自立に向けて,以下のプログラムを実施した.

①両手関節に対して,掌側コックアップスプリント作製(素材:P-Eライト)

②左手に太柄フォーク・スプーンをベルクロで固定して,カステラ,プリンを食べる練習

③把持機能改善を目指し,ペグ,お手玉のつかみ放し

④リーチ機能改善を目指し,口元の高さへの輪入れ,塗り絵,卵ボーロをつまんで口に取り込む練習

⑤食事場面でフォーク・スプーンを使って食べる練習(図5)

⑥座位耐久性,体力の改善を目指し,車椅子での移動訓練,車椅子座位での作業時間を1時間を目標に行う

2) 手術による介入

装具脱着が一人ではできず,発汗や蒸れによる衛生管理の問題や固定支持の限界などもあり,1999年1月28日,ムチランス手に対して食事動作の部分的自立を目指し,左手関節,左母指指節(IP)関節固定術を実施した.

3) 治療経過

術前は,左手に手関節装具,太柄スプーンをストラップで装着してもらい,テーブル上にセッティングされた全食事量の1/3から1/2くらいまで自力で摂食できるようになった.しかし,朝食は体調不良なため,全介助,昼食と夕食は時間がかかり,残り半量は介助によって食べていた.上肢の疲れ,全身の発

汗などもみられ，体力を消耗し疲れきってしまう食事スタイルから抜け出せない状態が続いた．Aさんは一人で食べられる喜びから努力する一方で，なかなか楽に食べられない困難さから，ナース介助による食事のほうが楽でよいと思っていたようだ．

術後経過については**表2**に示す．

4) 考　察

左手の機能改善，食事での実用的な使用には術後，約2カ月を要し，上肢の筋力低下から全量を口まで運ぶのは困難な状態が続いた．3食のうち，昼食のみ自力摂取できるようになったが，朝食と夕食は疲労が著しく，食べるのに時間がかかり，部分介助レベルであった．術後，左上肢の筋力低下を改善させるには予想以上の努力が必要であった．また，Aさんは手術後，ギプスが外れたらすぐにスプーンで食べられるものと過度な期待をしていたようで，思うように進まない訓練に意気消沈し，食器を使ったバリエーションのあるおいしい食事は，むしろ「しんどい」もので，パンやバナナなどの固形物を両手で把持して食べていたほうが楽でよいと感じていたようだ．

しかし，デイ・サービス場面では，退院後1年以上もスプーンを使った食事が自立していたことは，本人の自負でもあり，手づかみ食が再び可能になったことなど，左手関節固定術，左母指IP関節固定術によって得られた効果といえるだろう．また，3食ともスプーン食での自立を期待せず，Aさんが望む食べたいスタイルを長男の介助によって支えられていたことが，デイ・サービスという集団の場では食事の自立につながっていたとも考えられる．

本症例に対する積極的なリウマチ治療は行われず，関節破壊は高度に進行し，またRAに関する知識は家族も含めてほとんどなかった．痛いのは我慢するしかなく，動かないのは怠けているからだという誤った理解から，転倒による入院でADL全介助となった大変気の毒な症例であった．さらに食事中の事故死と聞き，改めて全身性疾患としてのRAの予後不良と，RA患者に対しては，局所の関節機能の改善から得られるADL向上のアプローチのみならず，予測される全身のリスク管理も含めて，トータルにみていく必要があると痛感した．併せて，本人や家族に対するリウマチ教育は，特に発症早期から行うことが重要である．

表 2　術後経過

月日	術後	作業療法経過
99/1/28		左手関節固定術，左母指 IP 関節固定術
1/29		ベッドサイドで，食事指導，ボタンスイッチ操作，左上肢 ROM，筋力訓練開始
2/3	1 W	右手背側支持スプリント作製，右手でのフォーク把持訓練
2/8		右手フォークをソフトストラップで固定し，パンを刺して食べる
2/10	2 W	右手フォークで卵焼き，パンを食べるが，実用レベルにはならなかった
2/16	3 W	左手フォークでの食事練習開始（ギプス装着下）
2/23	4 W	左手関節，左母指固定用スプリント（オルフィット）作製
3/1		左手太柄フォークでミートボールなどの固形物を刺して食べる
3/15		形状記憶ポリマー柄のフォーク使用し，食事練習
3/17	7 W	左手でプリンを半分ほど食べられる
3/18		左肘不安定性に伴う運動痛に対して，肘巻き付け型のサポーター作製
4/5		形状記憶ポリマー柄のスプーンでの食事練習
4/6	10 W	ヨーグルトを左手スプーンで全量摂取
4/15	11 W	パン，プリン，ジュースは自力摂取，おかゆは半量で疲れてしまい介助
4/19	12 W	昼食全量を左手スプーンで摂取可能（図5）．紙コップに入った水を左手でつまみ，右手の掌にのせ両手で飲むことができる．コインを左手でつまめる．左手が口まで届く（図6）
4/24		本人，長男の希望で自宅に退院した．日中はヘルパー，デイ・サービスを利用
退院1年後		休日は，おもに長男の介護により生活している．トランスファー介助による車椅子移動ができるが，食事の部分的自立を除き，介助量は軽減することができなかった 食事は，デイ・サービスでは左手スプーンで自力摂取し，朝食と夕食は，長男の介助で食べていた．退院時の状態を維持し，元気に生活していた 2000年9月，食事中，窒息による呼吸不全で死亡したとのこと（享年65歳）

おわりに

　食事は，障害が重度化しても最後まで自立している割合が高い動作である．食べ物をセッティングしてもらえば，どのような食べ方であれ摂食動作としては可能である．

しかし，食器の持ち方や食べ方の異常から，「とても人前では恥ずかしくて食べられない」と外食を控えたり，食べにくいものは避けることになる．また，起居移動能力の障害により生活範囲が限定され，好きなものを，食べたい場所で，自由に楽しむことができなくなる．

どのようにして食べたいのか，患者のQOLを考慮に入れた主体的な食のあり方も含めてアプローチをすることが重要である．

引用文献

1) 市川和子：食事．早川宏子(編)，第10巻 作業療法技術論2「日常生活活動」．p.12，協同医書出版社，2000
2) 仲田三平：慢性関節リウマチ患者の生活と加齢．OTジャーナル **30**：525-528，1996
3) 内山康平：リウマチ性疾患の分類，疫学．リウマチ教育研修会テキスト（第3版）．pp.99-104，日本リウマチ財団，1996
4) 浜本龍生，小野真奈美，鳥飼勝隆：慢性関節リウマチの活動性と重症度の指標は？再燃，進行の診断とその予知は？ Medical Practice **8**：1055-1059，1991
5) 大田 寛：慢性関節リウマチ患者の死因と寿命．リウマチ病セミナー・第3巻，pp.85-94，永井書店，1992
6) 山田昭夫：厚生省リウマチ調査研究報告書．p.204，1993
7) 日本リウマチ友の会：創立40周年記念『2000年リウマチ白書』．211号，2000
8) 越智隆弘：慢性関節リウマチ治療の将来像．Clinican．no.488，pp.8-12，2000
9) 鈴木明美：RA患者に用いるADLテスト表―当院で作成した評価表の紹介．第34回日本作業療法学会誌．p.551，2000
10) 水越真優美，五十嵐啓子，鈴木明美，他：当院における慢性関節リウマチ日常生活動作検査からみるADLの特徴．日本RAリハビリ研究会 No.15，2001
11) 安藤徳彦：関節リウマチにおけるQOL―ADL，社会的活動性，福祉利用，主観的QOLとの相互関係の検討．総合リハ **28**：471-476，2000
12) 斎藤輝信：リウマチ教育研修会テキスト（第3版）．pp.105-109，日本リウマチ財団，1996
13) 西谷晧次：リウマチ教育研修会テキスト（第3版）．pp.254-256，日本リウマチ財団，1996
14) 石川 肇，他：RA手の機能評価，箸の使用とピンチ力について．リウマチ **29**：601，1989
15) 石川 肇：RA手の変形に対する装具療法(1)．RAセラピー **4**(1)：4-6，1998
16) 鈴木明美，水越真優美，大澤治章，他：慢性関節リウマチ（RA）に対するオペ

ロン製リストサポーターの有効性．第32回作業療法学会誌．p.298, 1998
17) 鈴木明美, 水越真優美, 山崎綾子, 他：RA手関節に対するリストサポーターの適応について—追跡調査の結果から．第33回日本作業療法学会誌．p.205, 1999
18) 阿部正人, 水越真優美, 五十嵐啓子, 他：自助具・装具．松井宣夫(編), リウマチ患者の作業療法の実際．pp.206-219, 医薬ジャーナル社, 1996

7 筋萎縮性側索硬化症（ALS）に伴う「食べる」障害への技術支援

米崎　二朗

Jiro Yonezaki
（社会福祉法人大阪市障害更生文化協会　大阪市援助技術研究室）

Summary

　筋萎縮性側索硬化症（ALS）は，その障害像の深刻さと複雑さから，人のくらしにおいてはなかなか受け入れ難い病気である．人が個々のライフスタイルにおいて「食」という行為を遂行・実現していく場合，この障害による影響（障害関係プロセス）を問題解決していくことは容易ではない．
　本稿では，「食」という行為における障害のとらえ方から具体的な問題解決アプローチまでを解説する．特に，そのなかでも有効な支援ツールの一つでもある福祉用具や住環境調整などを用いた援助技術・サービスについて，事例などを通じて，各種情報を提供する．

はじめに

　筋萎縮性側索硬化症（amyotrophic lateral sclerosis；ALS）は，神経性難病の中でも最も重篤な症状を呈し，病気の進行による身体機能障害の変化あるいは社会側の（参加の）障害のために，人のくらしにおいてはなかなか受け入れ難い病気である．また，その複雑で多様な障害構造のために，支援者はよくそれらの障害をその個人に帰属するものとして考え，さらにその病気の深刻

さ，身体障害の重度さなどから，社会的弱者あるいはかわいそうな人としてとらえがちである（スティグマ的な障害のとらえ方）．そのために，個々のくらしの中における「食べる」という行為に対しても尊厳が欠けていたり，偏見を持ったりして，難病あるいは重度障害者としてみた一律的な支援を行ってしまうことが多くある．支援者は支援プログラムを設定・実施すると同時に，その行為がその人のくらしの中においてどのような意味をなし，どのくらい重要な位置づけにあるのかをとらえていかなければならない．

本稿においては，まず初めに，ALS という病気に関する基礎情報の取得と障害状況全般の把握をどのように進めればよいのかを述べる．次いで，支援技術サービスの一つとして，科学的援助技術（assistive technology）支援サービスを主に取り上げ，それらとの関係性において決定づけられる暮らしの目標達成度とその条件下での「食べる」という行為における障害状況をどのように評価し，問題解決を図っていけばよいのかを一つの事例を挙げて解説する．

ALS という原因疾患に対する治療手段としてさまざまな医学的研究・開発がすすめられているが，現状としては未だ確実で有効な手段は存在していない．そのため，機能の補完・代行あるいは能力の補助・代償として用いられる福祉用具や住環境整備などの科学的技術が具体的な問題解決方法を図り，個々のくらしの目標を達成するためにも不可欠なものとなっている．よって，本稿ではこの科学的援助技術支援サービスを主に取り上げて解説するものとする．さらに，それらを利用するための社会的保障がどのような範囲で，どの程度整備されているかによっても，その目標達成度には相違が生じることにも着目しなければならない．

また，このような支援技術とともに，社会概念あるいは社会保障の状況などとの関係性も含め総合的にその人のくらし全般をみていくことは，それぞれのくらしに対して影響を及ぼし，行為の目標達成を阻害しているさまざまな障害をより適格にとらえることを可能にしていくであろう．筆者は，この科学的援助技術支援サービスの概念モデルとして，欧州の TIDE プロジェクトで開発された The HEART モデルを基本概念として用いている．The HEART モデルでは，人・社会経済・援助技術の3つの局面に分け，さらに援助技術の構成要素として，コミュニケーション（communication），移動系（mobility），操作系（manipulation），適応系（orientation）の四つの要素に分類している（図1，表1）．これらは，それぞれの科学的援助技術の種類と有効な利用によ

human（人）
socio-economical（社会経済）
technology（援助技術）

communication （コミュニケーション）	mobility （移動系）	manipulation （操作系）	orientation （適応系）

図 1　The HEART モデルの構成要素

表 1　The HEART モデル：Technology（援助技術）の要素説明

communication（コミュニケーション）
　他人（個人）との対人関係，または特定の社会的な人間関係内における意思，感情，アイデアおよびニーズ情報などのメッセージを生成，伝達，受け取り，理解するといった複雑なプロセスで構成される情報転送の能力を示す．
　その技能は，人生と社会生活に必要な人間関係を形成し，維持するために必要なものである．
mobility（移動系）
　環境内で自己自身を動かすことと関連した顕著な活動を実行する個人の能力を示す．
　移動性は個人のライフスタイルの品質に必要で，セルフケア，仕事，学校，遊び，余暇などの活動領域で機能的に生活するのに必要である．
manipulation（操作系）
　活動を実行するために物質的な環境をコントロールする個人の能力を示す．
orientation（適応系）
　時間と空間の次元に関連して，自己自身を認知する能力を示す．
　いくつかの感覚入力（視覚，聴覚，臭覚，その他の感覚）から情報を受け取る能力でもあり，それらの入力を認知，知覚し，適正な反応（アウトプット）を提供する．

って達成できうる行為目標の要素も合わせて示している．そして，人のくらしを QOL という意味づけでとらえた場合（表 2），この科学的援助技術支援サービスの最大の目的は，「食べる」という行為に対する機会を「いつでも，どこでも，だれでも」平等に得ることができるように，社会的に保障された生活基盤を整備することである．

表 2 QOL の定義および評価

QOL に関する定義・評価の分類
個人の意識的・心理的・主観的側面を重視して個人の生きがいや満足感であるとするものと，人間の社会生活を取り囲む環境に視点を当て，社会的なくらしやすさや生活のしやすさ，快適さなどとするものに分けることができる．さらに，その測定・評価方法においては，一定基準をもとにしてとらえられるものと，主観的に自己の人生に満足かそうでないかという2つの方法が存在する．
QOL の定義・評価（大阪市援助技術研究室案）
QOL は個人固有レベルと社会システムレベルとの要素が相互に作用して人間の作業遂行として現れる行為における規定要素を示す．それらを機会の均等化という理念に基づき各障害階層において分析し，個人のくらしの規定要素である8つの要素について包括的かつ体系的に測定・評価を行うものである．

ALS について

　まず，ALS とはどのような病気であるかを，医学的な事柄から，その結果から引き起こされる心理社会的な事柄まで理解しておく必要がある．それは，身体状況に応じた適正な食事形態から摂取方法までを選定することと，誤嚥などによる危険性を回避することを助けるものとなる．そのことによって，「食べる」という行為に対するさまざまな不安を軽減し，その行為の達成目標を確実に得るためにも必要な条件を整備することになる．

　1）分　類

　ALS は，大まかに進行性筋萎縮，進行性球麻痺，そしてまれであるが，原発性側索硬化症の3つの型に分類できる．さらに，家族性のものと孤発性のものとがあり，前者は全体の5〜10％を占めているが，そのうちⅠ型は血液検査において判明するため，この型についての知識を得るとともに予後予測の一助になると考えられる．

　2）臨床ステージ

　進行の内容，早さなどには個人差があるが，臨床的にみてどの段階にあるのかを把握しておくのも，予後の予測や身体機能障害の特性をとらえるのに重要な情報源となる（**表3**）．

　3）ライフサイクルの把握

　人のライフサイクルにおいて，いつごろの時期に発症したかということは，

その人の社会的役割において最も大きな影響を及ぼすものであり，その後，進行に合わせてどのような生活目標の調整を行い，どのような不安や葛藤の中で生活を送ってきたのかを知ることは重要である．また，このことは本人だけではなく，生活を共にしてきた家族などとの関係性についてもとらえておく必要がある．

4) 障害情況の全般的な把握

表 3　ALSの臨床ステージ

ステージ	身体機能
ステージI	歩行可能，普通に日常生活活動が行える． 作業遂行能力と作業耐久性がわずかに影響を受けるが制限はない．
ステージII	歩行可能（軽度～中等度の機能制限あり）． 過度のエネルギー消費と移動機能低下に起因する筋アンバランスや筋疲労の増加．
ステージIII	歩行困難→車椅子使用． 日常生活は要介助． 体幹筋群の筋力低下，移動，耐久性の悪化あり．
ステージIV	日常生活は全介助→ベッド上生活． 胃瘻造設術，気管切開術あるいは呼吸補助方法の検討が必要になる．

ALSによってさまざまな症状および障害が相互に関係をもちながら複雑な障害像を呈する．そして，それらは進行に伴い，徐々にあるいは急激に変化していくものである（図2）．障害の全般的なとらえ方として，概念的にはWHO（国際保健機関）の国際障害分類（ICF）が基本となる．

ALSにおける食の障害

ALSにおける障害の情況をより正確にとらえるためには，まず多面的で複雑な障害各要素の相互作用を示す障害関係プロセスをさらに分析し，把握しておかなければならない．それらは，個人の意思・経験・環境，あるいはくらしの中における行為の内容などによっても大きく異なってくるであろう．

人が「食べる」という行為に関して，その行為を構成する要素の中で，ALSによって影響を受けるさまざまな障害像をとらえてみる．その行為の構成要素を直接的要素と間接的要素に分類して，表4，図3のようにまとめてみた．

図中:

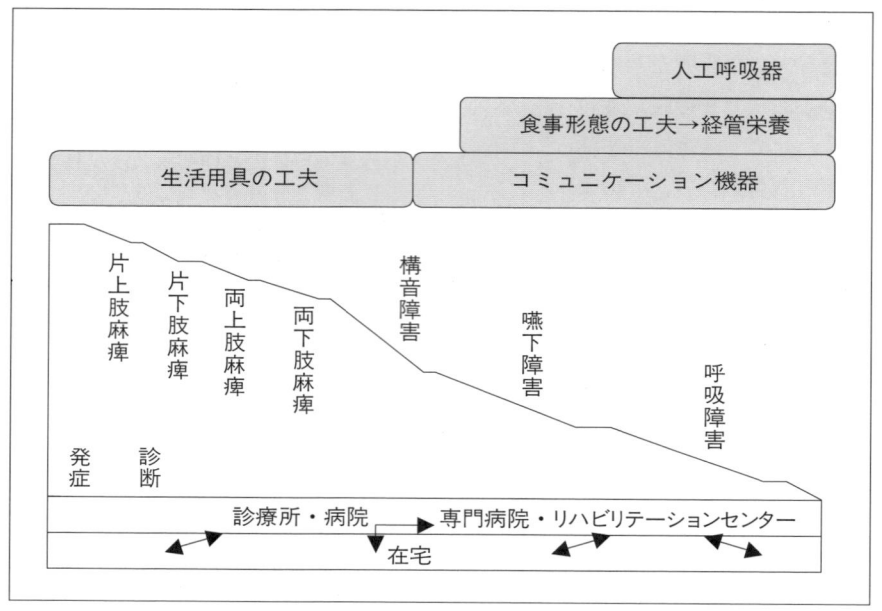

人工呼吸器
食事形態の工夫→経管栄養
生活用具の工夫　コミュニケーション機器

片上肢麻痺／片下肢麻痺／両上肢麻痺／両下肢麻痺／構音障害／嚥下障害／呼吸障害

発症　診断

診療所・病院　→　専門病院・リハビリテーションセンター
在宅

図 2　ALS の進行経過と障害状況（例）

表 4　「食べる」という行為に関する障害関係プロセス

・直接的障害	・間接的障害
①嚥下機能障害 ②摂食（食事操作・運搬）機能障害 ③姿勢保持障害，姿勢変換障害 ④呼吸機能障害 ⑤耐久性，持久性に関連する身体機能障害	①コミュニケーション ②移動性 ③在宅あるいはその他の居住空間 ④公共施設，商業施設 ⑤道路・交通アクセシビリティー

1．直接的要素

1）嚥下機能の障害

　ALS によって球麻痺症状を呈し，嚥下機能（口腔期，咽頭期）および食べ物の口への取り込みから咀嚼と食塊形成まで（準備期Ⅰ，Ⅱ）のいずれか，あるいはすべての過程に障害をきたす．

　臨床場面において，作業療法士が直接的にこの領域の支援に対して関わることは少ないと思われるが，後述の障害関係プロセスにおいて，他の障害要素と

```
┌─────────────────────────────┐  ┌─────────────────────────┐
│       個人固有モデル         │  │      社会環境モデル      │
│                             │  │                         │
│        満足感・自己評価       │  │                         │
│   課題 ─────────→ 諸帰結      │  │                         │
│ 意志    「食べる」行為 ←──── 社会環境因子            │
│   環境                       │  │                         │
│        経験・体験             │  │                         │
└─────────────────────────────┘  └─────────────────────────┘
```

              障　害

〈直接的要素〉	〈間接的要素〉
嚥下機能， 摂食動作 姿勢保持・姿勢変換 呼吸機能 耐久性，持久性に関連する 身体機能	コミュニケーション 移動性 住宅あるいはその他の居住空間 　の問題 公共施設，商業施設 道路・交通アクセシビリティ

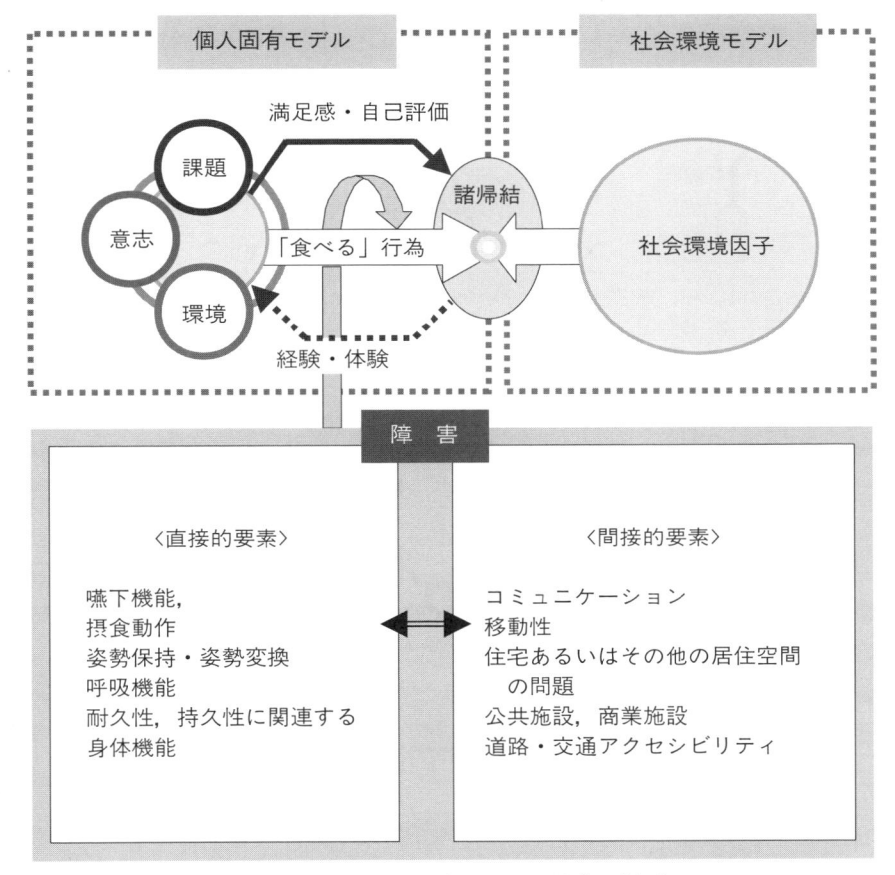

図 3　「食べる」という行為に関する障害関係プロセス

の関連性も踏まえながら総合的にアプローチを進めなければならないので，基本的要素については確実な情報をもち，理解しておく必要がある．

また，呼吸器障害によりカニューレを装着している場合は，食道への負担がかかるため，誤嚥しやすくなる可能性がある．その点も考慮しておく必要がある．

2) 摂食（食事操作・運搬）動作の障害

摂食動作の中で，食べ物などの認知→食べ物・食器の操作→食べ物の保持・運搬→口腔内への食べ物の挿入・位置づけまでの一連の動作における各要素は，口へ取り込む前の食べ物の形状・大きさおよび摂取方法を決定づける．

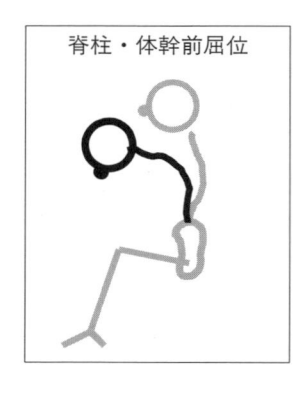

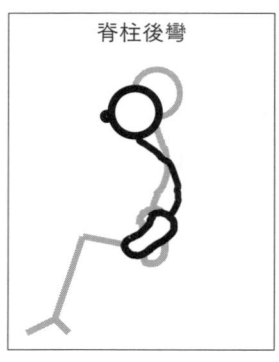

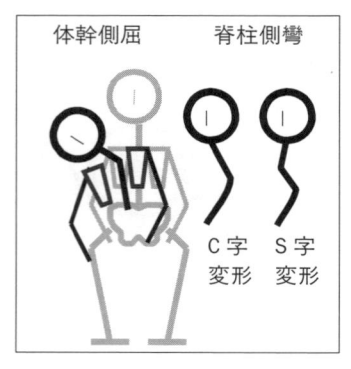

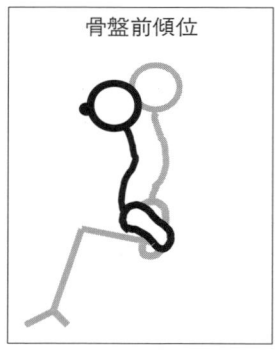

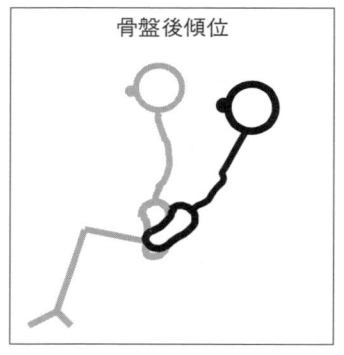

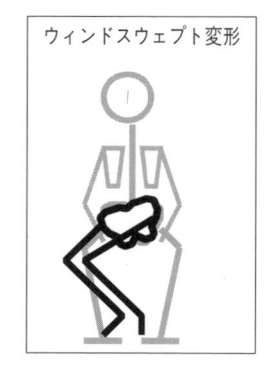

図 4　姿勢保持障害

　ALSによる身体機能障害の特徴から，頸部・体幹，上肢機能を中心としてこれらの動作の障害を引き起こすであろう．
　また，これらの障害は，1）に述べた嚥下機能の障害の内容・程度との関係性が深く，それぞれの障害状況に応じた適切な摂食動作を獲得することが大切になる．

3) 姿勢保持・姿勢変換機能の障害

　特に口腔期，咽喉期における筋肉の麻痺による嚥下機能障害に対しては，適切な姿勢を獲得することが，自力で「食べる」という行為の実現にできるかぎり近づけることになる．
　図4，5は，臨床的によくみるALSあるいは車椅子などの不適切な設定などの外的要因によって引き起こされた姿勢保持障害および姿勢変換機能障害を示したものである．さらに，図6には姿勢と嚥下機能の障害関係を表したものを

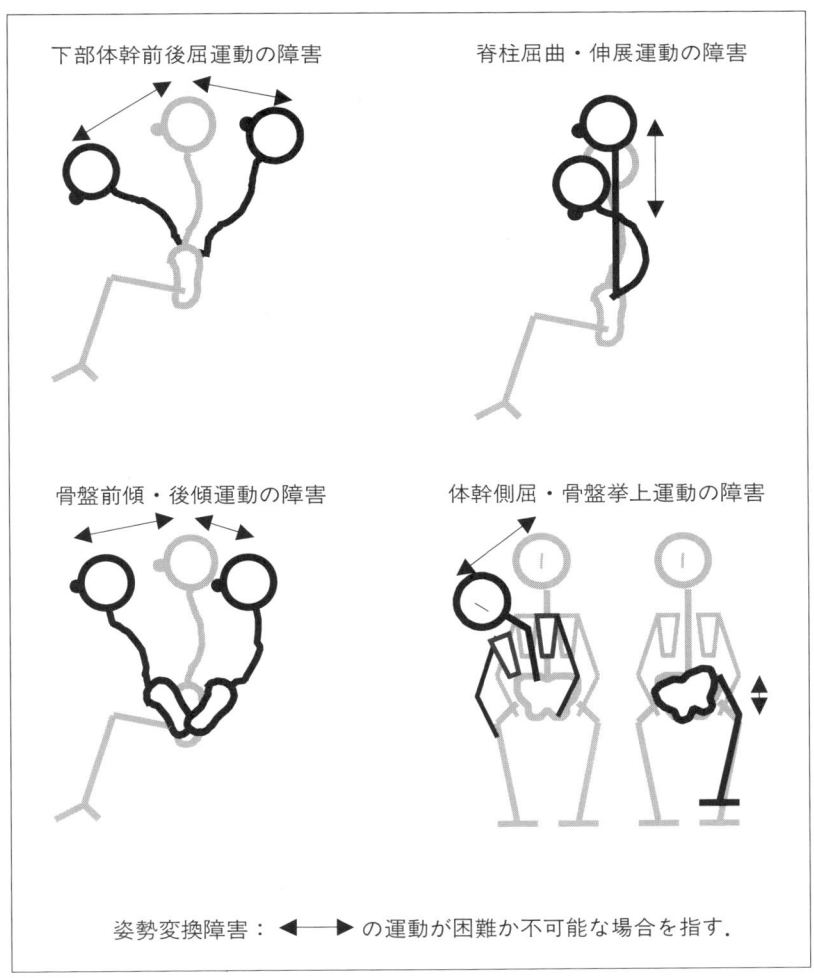

図5 姿勢変換障害

（図中ラベル：下部体幹前後屈運動の障害／脊柱屈曲・伸展運動の障害／骨盤前傾・後傾運動の障害／体幹側屈・骨盤挙上運動の障害／姿勢変換障害：◀━▶の運動が困難か不可能な場合を指す．）

示す．特に，頸部の肢位と咽頭喉頭部領域の器官との関連性が重要である．そして，その頸部の肢位を適切に獲得するためにも体幹部・下肢部の適正な姿勢が保持され，支持性を有していなければならない．

4）呼吸機能の障害

呼吸機能の障害により人工呼吸器やカニューレを装着している場合，前述したように嚥下機能との関連性を十分把握しておかなければならない．

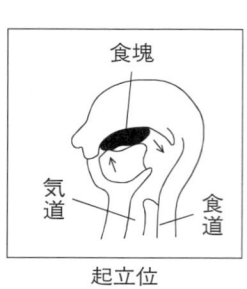

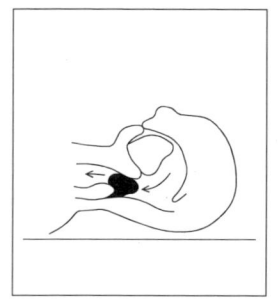

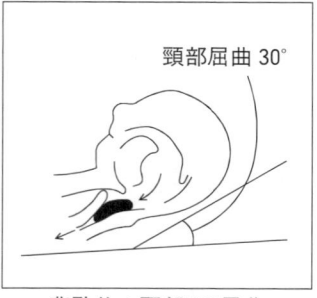

図 6　姿勢と嚥下機能の関係

背臥位においては誤嚥しやすいため，頸部を約 30°屈曲すると咽喉部（●の部分）が屈曲することで空間が広がり，食塊が食道に行きやすくなる．

5）耐久性，持久性に関連する身体機能の障害

食べ物の摂取あるいは食事動作には，多くのエネルギーを消費するとともに，身体へのさまざまな負荷と影響を及ぼす．日常生活における効率のよいエネルギー管理と，身体への負荷を少しでも軽減するような環境設定などが重要である．

2．間接的要素
1）コミュニケーションの障害

「食べる」という行為における生活空間は，家族や他者とのコミュニケーションによるさまざまな対人関係的な意味を含めた場面でもある．また，食事動作において介護を必要とする場合は，介護者とのコミュニケーションは，「食べる」という行為を楽しむため，あるいは事故を予防するための手段でもあることを認識しておかなければならない．

2）移動性の障害

移動性とは，前述の The HEART モデルでも述べられているが，ある環境内で自己自身を動かすことと関連した顕著な活動を実行する個人の能力を示している．また，個人のライフスタイルの品質に必要で，セルフケア，仕事，学校，遊び，余暇などの活動領域で機能的に生活するのに必要である．

「食べる」という行為においても同様であり，その行為の場所的空間への移動，空間内での目的動作別に関連する基本的能力を必要とするであろう．

3) 在宅あるいはその他の居住空間の問題

「食べる」という行為に関連する生活環境の各要素を，その関係性において評価・分析し，具体的な整備・改善を図ることが重要である．たとえば，前述の「移動性」の獲得に必要な空間スペース，食卓の設定，介護スペースなどが挙げられる．

4) 公共施設，商業施設，道路・交通アクセシビリティ

「食」の場所は，在宅に限らず外食や会食のために利用する商業施設なども含む．そのための社会的環境アクセシビリティとして，建築的あるいは情報的要素について，その接近性（アクセシビリティ）が整備されていなければならない．また，人的な面で，顧客としての認識と受け入れ態勢ができているかどうかも重要な点である．

食の障害へのアプローチの実際

次に，食の障害へのアプローチの実際として，ある1人の障害のある人が「食べる」という行為に関して，ALSによる病気の進行と立ち向かいながら，人的介助や科学的援助技術などの支援サービスを用いて，その生活目標・課題の実現を図ってきた過程を事例報告として記述する．また参考となりうるであろうと思われる「くらし」に必要なさまざまな情報などを提供する．

その前に，ここで紹介する事例となる人については，「障害者」ではなく，「障害のある人」あるいは「生活提案者」としての役割をもち，社会的位置づけを有していること，それぞれの障害関係プロセスに影響を受けながらも「食べる」という行為を実現してきた過程や問題解決方法などを情報として提供していることを理解しておいていただきたい．

1. 生活提案者紹介

T.Yさん，64歳，女性．

原傷病・障害名：筋萎縮性側索硬化症

家族構成：一人暮らし（2年前に夫死去），近隣在住の長女（既婚）がおもな介護者として日常その任務につく．長男（離婚後単身）は病院に入院中．

障害状況：重度四肢・体幹機能障害（やや示指が使える程度，座位姿勢は保

表 5 人のくらしにおけるニーズ

1．身辺維持 ・清潔さの獲得と維持 ・排泄の管理と衛生 ・健康維持・管理 ・健康増進と病気予防 2．居所の選択と取得 3．住居・住居周りの維持・管理 4．住居・住居周りの改善・補修 5．移動性の獲得・維持 ・家庭環境下での移動性 ・私的交通機関（自転車，自家用車など）の利用 ・公共交通機関の利用 6．情報交換の獲得・維持 ・言語様式による情報交換 ・標識による情報交換 ・電気通信による情報交換 7．社会関係の獲得・維持 ・家族関係 ・その他の家族（親戚，非血縁家族など）との関係	・地域住民との関係 ・知人・友人との関係 ・教育現場での人間関係 ・職場での人間関係 ・その他（上記以外）の人との関係 8．教育への参加 ・修学前教育への参加 ・義務教育（小学校，中学校）への参加 ・高校・高等専門学校教育への参加 ・大学・短大教育への参加 ・その他（上記以外）の教育への参加 9．就　労 10．無報酬の仕事への参加 11．スポーツやゲームへの参加 12．趣味の獲得・維持 13．宗教活動への参加 14．経済的維持・管理

持がなければ不可），球麻痺（音声言語コミュニケーション不可，嚥下障害〈口腔期重度・咽頭期中等度障害…口腔内奥に刻み食の食塊を位置づければ，頸部の角度設定で飲み込み可能〉，呼吸機能障害（人工呼吸器使用），日常生活動作（ADL）は全介助，室内移動空間・環境において段差あり．屋外の遠距離移動手段は，4ドア式の一般乗用車を使用（後部トランクあり）．近隣には市立病院，商業施設，公共交通施設（JR駅，市営地下鉄）があり，JR駅での乗車までのアプローチには階段があり介助が必要．市営地下鉄はまわり道をすればエレベーターにて可能．

2．「食べる」という行為における科学的援助技術支援サービスの必要性

筆者は，人のくらしにおけるさまざまなニーズを表5に示すような項目に分類している．これらは，科学的援助技術によって問題解決が図れる可能性のある項目を抽出したものである．

次に，前述の The HEART モデルをもとに，そのニーズ目標を達成実現す

るために必要な技術要素の分析を行う．もちろん，これらの技術要素は，個人の人としての要素（human factor）と社会-経済的要素（socio-economical factor）との相互作用によって決定づけられるものである．

　T.Yさんの「食べる」という行為に対する意思は，医師より嚥下機能による口腔摂取が困難との理由から胃瘻手術を勧められたことがあり，そのことに対する不安と病状の進行という現実を受け入れられないところにあった．これは，「食べる」という行為に限らず，これまでの病状の進行過程の中でも，歩行障害，排泄や入浴などのADLなどにおいても同様の状況であった．「食」を楽しむ以前に，ALSの進行に対する心理的な不安感から少しでも心の安定を図るための防衛機制的な状況であった．

　嚥下機能の障害状況については，すでに準備期，口腔期レベルの麻痺を生じており，食塊の準備と食道までの送り込みができなかったことに加え，病状の進行とともに咽喉期レベルの麻痺が徐々に起こってきて，誤嚥を頻繁に繰り返すようになってきていた．評価の結果，頸部の姿勢保持を的確に行えば，まだ嚥下の可能性が十分にあることが認められた．しかし，体幹部，下肢部の筋力が重度に低下しており，自力で座位姿勢を保持することは不可能である．たとえば，嚥下のための頸部の適正肢位を確保するために，背もたれ-座面角度を約110°に設定すると，座面上で前ずれを起こしてしまい，座位姿勢そのものが維持できない状況であった．

　また，食事について，これまでの生活パターンを維持したいという本人の願いと嚥下機能に応じた食事形態を準備する関係で，従来どおりに食卓で行いたいというニーズがあった．そのためには，ベッドと食卓間の移動性の確保と，その移動手段に用いられる車椅子には，その移動距離から人工呼吸器を搭載できなければならなかった．

　食事中のコミュニケーションとしては，気分の快・不快，食事方法の選択・指示，呼吸困難時の状況の伝達，姿勢変換の要望などがおもであった．長女あるいは特定のホームヘルパーが介助にあたるため，それらの用件については視線での合図と，介助者からの問いかけに対する示指の動きと，瞬きなどでのYES-NO反応あるいは外見的な状況変化などを察知できることで簡単な意思伝達は可能であった．しかし，食事の前後におけるコミュニケーションは，具体的な意思の伝達や介助者への要求があるため，簡易的なコミュニケーション手段の確保が必要であった．

表 6　事例:「食べる」という行為に対する援助技術サービス

```
〈コミュニケーション〉
  ⇒ 緊急時(誤嚥,気分不快時など)の通報システム
              ↓
      車椅子上に通報ベルの設置
  ⇒ 食事の前後の意思伝達(長女,ホームヘルパーなど)
              ↓
      ベッド上での通報ベルとコミュニケーションエイドの設置
      (環境制御装置および直接入力の2入力方法を設定)(図7a)
〈移動系〉
  ⇒ ベッド-食卓間の移動と姿勢保持,姿勢変換機能
              ↓
      室内用座位保持装置および姿勢変換機構を含む介助用車椅子(図7b)
  ⇒ 外出時の移動と姿勢保持,姿勢変換
              ↓
      室外用座位保持装置および姿勢変換機構を含む介助用車椅子(図7c)
  ⇒ 人工呼吸器の運搬・移動機器への搭載など
              ↓
      室内用,室外用車椅子それぞれに人工呼吸器トレーを設置
  ⇒ 畳部屋(居間),廊下の移動と敷居段差の解消
              ↓
      フローリング床材への改造,簡易スロープの設置(図7d)
```

操作系においては,以前,上肢装具などの補助器具類を用いて,自力での摂食動作確立を試みたが,かなりのエネルギーを消費することと,食塊を口腔内の限定された位置に的確に位置づけなければならない点が大きな障壁となり,結果的に自力での摂食は断念し,全面介助で行うことを選択した.

なお,適応系においては,特に機能的な障害を受けることはないため問題はない(感覚機能障害は遺伝的症例で時にみられるが,一般的には問題を生じることはない).強いていえば,摂食する食塊の種類,形態,大きさなどを視覚的に認知するために,一般的なテーブル上に食器を置くと,車椅子上での姿勢保持の関係で視野内に常にあるわけではなかった.

以上のことから,科学的援助技術に求められる要素をまとめ,それぞれの問題解決として,次のように各福祉用具類および環境設定を行った(表6,図7).この結果として科学的援助技術支援サービスの利用前と利用後との障害状況の変化および利用効果を比較すると,図8のようになる.

7 筋萎縮性側索硬化症（ALS）に伴う「食べる」障害への技術支援　　**139**

〈コミュニケーション〉
- ベッド上での通報ベルの設置（環境制御装置および直接入力の2入力方法を設定）
- 食事前後に行う介護者（長女およびホームヘルパー）とのコミュニケーション

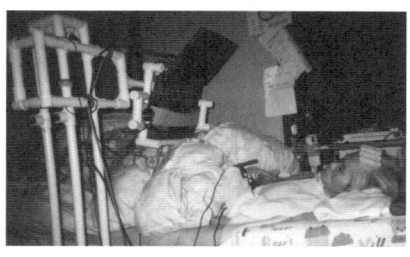

a-1．意思伝達装置と臥位のまま使用できるパソコン固定台

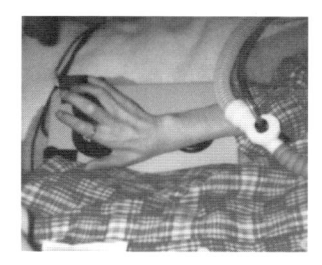

a-2．操作スイッチ

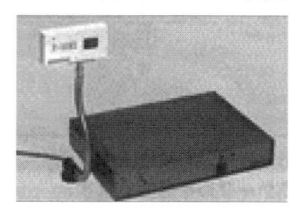

a-3．環境制御装置

〈移動系〉
- 座位保持装置と姿勢変換機構，および人工呼吸器搭載トレーの付いた介護用車椅子（室内用）

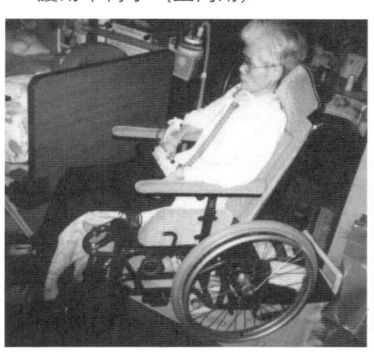

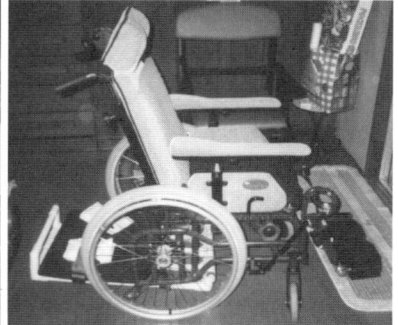

b．室内用車椅子はリクライニング機構，ティルティング機構，頸部の調整機構が付いている

図7　事例：「食べる」という行為に対する援助技術支援サービス

- 座位保持装置と姿勢変換機構,および人工呼吸器搭載トレーの付いた介護用車椅子(室外用)

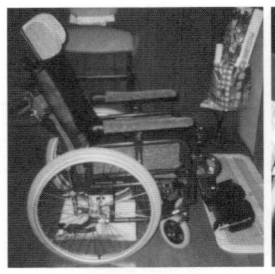

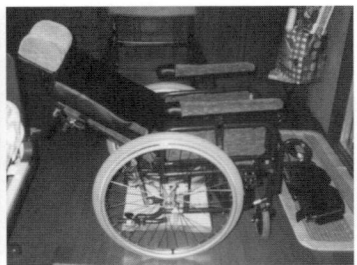

c-1. リクライニング機構と頸部調整機構が付いている

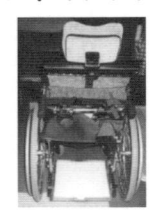

c-2. 人工呼吸器搭載

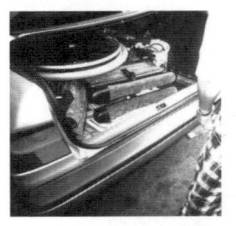

c-3. 自家用車への搭載

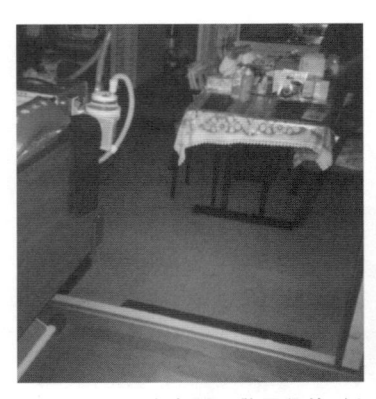

d-1. ベッド-食卓間の敷居段差があるため,簡易スロープを設置

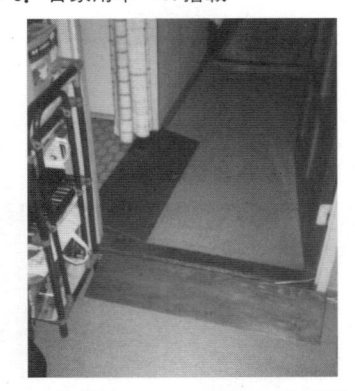

d-2. 外出時にベッド-廊下,玄関間の段差を解消するためにスロープ及び床の床上げ改造を行った

図7(つづき)

図中の福祉用具類の入手に関しては,環境制御装置以外は,身体障害者福祉法の補装具給付制度,日常生活用具給付制度と大阪市の住宅改造助成制度の利用で,自己負担なしで入手および住宅改造が可能であった(大阪市における例なので,他の自治体では若干異なる場合がある).

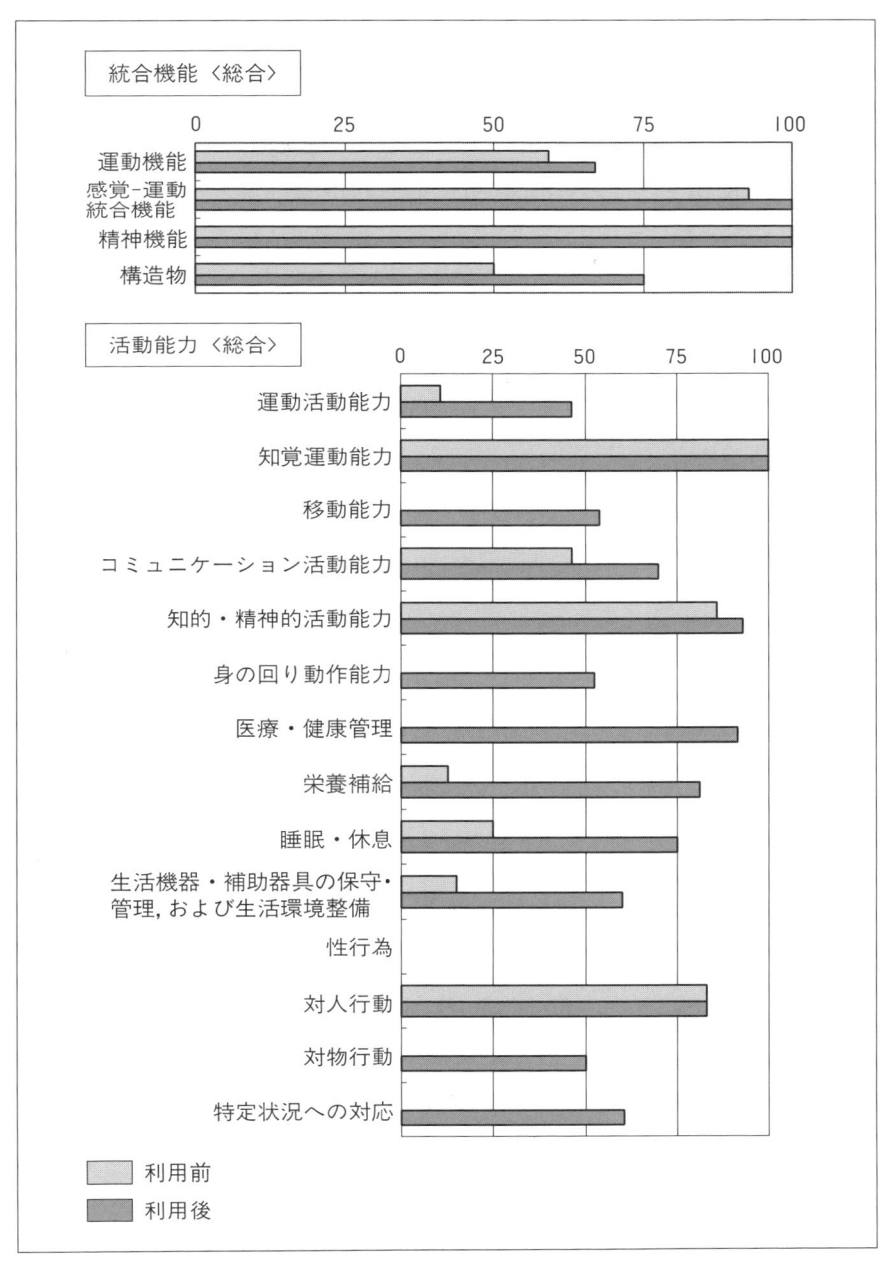

7 筋萎縮性側索硬化症（ALS）に伴う「食べる」障害への技術支援　*141*

統合機能〈総合〉

| | 0 | 25 | 50 | 75 | 100 |

- 運動機能
- 感覚–運動統合機能
- 精神機能
- 構造物

活動能力〈総合〉

| | 0 | 25 | 50 | 75 | 100 |

- 運動活動能力
- 知覚運動能力
- 移動能力
- コミュニケーション活動能力
- 知的・精神的活動能力
- 身の回り動作能力
- 医療・健康管理
- 栄養補給
- 睡眠・休息
- 生活機器・補助器具の保守・管理，および生活環境整備
- 性行為
- 対人行動
- 対物行動
- 特定状況への対応

凡例：利用前／利用後

図 8　援助技術支援サービスの利用効果（事例：環境因子は含めていない）

おわりに

　事例報告として生活提案をしていただいたT.Yさんは現在，経済産業省（旧通商産業省）などの福祉用具に関する各種研究開発事業の委員として積極的に参画している．その中では，支援サービスのあり方に対し，利用者としての貴重な体験などを担当の作業療法士とともにモニタリング評価を行い意見をまとめ，多くの問題解決方法を提案してきている．

　作業療法士は，障害のある人が暮らしの中での作業遂行の実現において平等な機会を得られるように社会的障害の除去・軽減に努めるとともに，複雑で多様な障害関係プロセスを評価・解析しながら，さまざまな支援技術を用いて具体的な問題解決を図らなければならない．

　その基本理念となるのは，障害理解のための障害構造論と人のくらしに対する尊厳をもつことである．よって，人のくらしにおける「食べる」という行為の意義や価値，さらには社会・文化的背景を追及し続けることも重要な課題であり，作業療法士の役割であることを認識しておかなければならないであろう．

　「いつでも，どこでも，だれでもが快適なくらしを求めている」のであるのだから……．

8 高齢(認知症)者における食の障害へのアプローチ

篠原　千鶴

Chizuru Shinohara
(ケアセンタースマイル)

Summary

　食事摂取能力は比較的最後まで自立可能な行為，行動の一つである．しかし，そこに老化，認知症という障害が加わってくると，作業療法士の出番である．

　日々の実践の中で今，改めて長い人生を歩んで来られた高齢者（認知症を含めて）にとっての食の意味，障害へのアプローチについて考えた．

　老化，身体機能の低下に伴って，食事をする際の環境設定（食器や姿勢の矯正なども含めて），口腔ケアや食事介助の方法，コミュニケーションをとる際の声かけの工夫，拒食・異食行為への対応，嚥下をよりスムーズにするための体操や姿勢の問題を中心に述べ，最後に「食」に関する当施設のイベントなどの取り組み，反省点，今後の改善点，職員の頑張っている様子を述べる．

はじめに

「食べる」「食のいとなみ」「口から食べる」，当たり前すぎて見えにくく，考えにくいことである．しかし，これほど個人を表す動作，行為もないのかもし

れない．食に関する行動，好み，しぐさ，作法，生きざま，「食べている姿勢を見ていれば，その人の生き方がわかる」とまで言う人がいるくらいである．

しかし，食事摂取能力が少しずつ低下している人たちが生活している施設内での食事提供時間は，「レストランでお食事よ」という優雅なものではない．食事介助を要する人，食のすすまない人への声かけ，むせのひどい人，誤嚥した人等々のケアで職員は飛び回る．食事が無事終了できれば今度は排泄誘導，介助，口腔ケアと目まぐるしいスケジュールである．

一方，特別食事に介助・観察が必要な人以外の利用者へのアプローチ，できるだけ長く自力摂取してもらうための援助も大切なポイントである．しかし上記のような現状では，利用者が親しい人と会話しながら，食材を味わい雰囲気を楽しむというのはとても困難である．「今日も誤飲，誤嚥が大事に至らずよかった」と安心しながらも，自立者へのケアも心にかけなければならない．

このようなことを踏まえて，食の障害をもつ高齢者へのアプローチを中心に述べる．

高齢（認知症）者にとっての食の意味

食は生理的な欲求，生命の維持はもちろんのこと，高齢者に限らず栄養の摂取による健康維持，褥瘡のある人またはできやすい人にとっては栄養そのものが薬となる．活動力の根源であり，一番最後まで残る「おいしい」という楽しみである．食べることが楽しいから身体を動かせるという活動意欲の素ともなる．

北九州市では高齢者施策の一環として，一人暮らしの高齢者を対象とし，区域別に月に一度「ふれあい昼食会」という事業を保健福祉センターが主催している．筆者が勤務している地域は，平地の多くを工業地帯が占めており，民家は山肌に張り付くように建っている．そのため，坂道，階段を使わなければ外出できない．「ふれあい昼食会」は市民福祉センターで行われ，時折筆者も参加し，ストレッチ体操や筋力トレーニングに取り組んでいる．毎回20〜30人程度の参加があるのも，プログラムに「食事」が含まれていることが一つの要因と思われる．参加者にとっては坂道，階段を上り下り，タクシーなどを利用しての市民福祉センターまでの往復である．そのモチベーションを保ち続けら

れるのは，知人との会話を楽しみながら，食材を眺めて季節感を味わい，コミュニケーションのきっかけをつくる栄養バランスの良い「食事」がそこにあるからだろう．それだけ「食」には，人間の気持ちと身体を動かす力がある．

当施設（老人保健施設正寿園）では以前，月に2回，売店が開かれていた．日頃は膝や腰の痛みがあったり，不定愁訴の多い人たちが，売店の時間が近づけば次第にその場所に集まり，辛抱強く座って待っている．目指すお菓子を獲得しようと腕が挙がったり，立位バランスをうまく調整して車椅子から立ち上がったり，自然に身体が動き出している．訓練よりずっと実用的でリフレッシュまでできてしまう．売店が毎日開かれていたら，利用者はもっと元気になるかもしれない．

筆者がコミュニケーションをとりやすくするのによく使う手段は，料理方法や味つけについて尋ね，きっかけをつくるというものだ．特に女性は食材の調理方法について，目をキラキラさせながら「よりおいしく食べるためには……」などと語り続ける．食べるだけでなく，料理を食卓にのせるまでの過程，戦時中，食糧を確保するためにどんなに大変だったか，自分たちがまだ元気で主婦という家の中で重要な役割をもっていたころを，一つの食材は思い出させ，彼女たちを饒舌にする．

孤食よりは家族や知人との会食とか，寝具の上よりはテーブルでというように，「だれと」「どこで」「何を」食べるのか．食へのこだわりは一人ひとり違う．だからこそ自分で食べてほしい．食べようとする姿勢は生きようとする意欲の現れでもある．

高齢（認知症）者の食の障害

食の障害の原因と問題になることを簡単に述べると，視覚・聴覚の低下で周囲とのコミュニケーションがとりにくくなることである．このため家族や知人との食事の際，疎外感を覚え，精神的落ち込みに発展することがある．

関節拘縮，筋力低下により食べたいものに手や道具が届かなくなる．食器や自助具の工夫は当然であるが，あせりや拒否反応，「もう（食べなくても）いいや」というあきらめにもつながる．モチベーションを維持するには，「ゆっくり食べましょう」などの声かけや，自尊心を傷つけないような介助が大切だ

表1 高齢者の食の障害

老化による心身の状態	機能・能力的な問題	食生活上の問題
白内障の進行	色彩の見分けが困難	器に盛られた食品の判断が困難
味覚・感覚の鈍麻	濃い味を好む 食品を触った感じが鈍い	口腔内，口唇周囲，手指についた残食に気づかず不潔になる
口腔内トラブル	口内炎，虫歯などの痛み 義歯が合わず歯肉の痛み	咀嚼が不十分，咀嚼が苦痛で食欲低下を引き起こす 口腔内に食べ残しが多く不潔になる
老人性難聴	コミュニケーション困難	「おいしそう」「食べましょう」などの声かけがわかりにくい
肺活量低下 咳・嚥下反射低下	咳き込みが不十分 水分摂取困難	誤飲・誤嚥を引き起こす 肺炎の原因となる
関節拘縮	食卓上のリーチが不十分	器まで手を伸ばせない
筋萎縮・筋力低下 姿勢保持耐久性低下	軀間筋力，握力，ピンチ力の低下	自力で摂取しやすい前傾姿勢の保持が困難となり，食事をするのが苦痛で途中でやめてしまう
胃腸機能低下	胃が小さくなる 排便コントロールが不良となる	一度に食べられる量が減る 便秘が続くと食欲低下を引き起こす
協調性低下	巧緻性，目と手の協調性不十分	道具（はし，スプーンなど）の操作が困難
精神・認知能力低下	日時・季節の感覚が鈍麻する 食べたことを忘れる 食べ物の認知困難 咀嚼・嚥下の仕方を忘れる 道具の使い方がわからない 満腹感がなくなる 連続動作・集中力低下 食べる意欲がない	食べ物や道具で遊ぶ 何度も食事を要求する 食事にかかる時間が異常に長くなる 体重の減少（体力低下） 食べることが苦痛になる 生活意欲の低下 異食行為

ろう．

　認知障害に伴って道具の使い方がわからず，手づかみで摂取する場合がある．その人の周辺で食事をする人たちからの「あの人の食べ方は汚い」「一緒に食事をしたくない」などという言葉で傷つけないように，環境に配慮する．これはむせのひどい人に対しても同様である（**表1**参照）．

リハビリテーションアプローチの前提

1. 視覚・色彩の問題

　白内障，緑内障が進行し，視力低下および色彩を判断しにくくなる．そのような場合には，トレーの上の食器の色を工夫することで，それが食品であるとわかる．食器は白色のものが多いので，濃い色の茶碗にするとご飯が入っていると判断しやすい．また，おかずも色どりを工夫して盛りつけるとわかりやすく，食欲も増す．もちろん，職員による献立内容の説明も不可欠だ．

2. 難聴の問題

　老人性難聴の人とコミュニケーションをとる時の注意点として，援助者の声のトーンが挙げられる．低すぎる，または高すぎる音は聞き取りにくいといわれる（電子音など）．日本には昔から「地獄耳」ということばがあるが，これは人の秘密などすばやく耳にして知っているとか，人のうわさや悪口はよく聞こえるという意味である．人はうわさや悪口を言う時，通常より低い声で話すことが多い．

　これをヒントに考えると，老人性難聴の人と話す時は，耳元でゆっくりボソボソとトーンを低くしたほうがよく聞き取ってもらいやすいようだ．特に女性は声のトーンが高くなりがちなので，注意が必要だろう．

3. 姿　勢

　筋力や姿勢保持の耐久力が低下すると姿勢が崩れやすくなり，リクライニング式車椅子を利用したりベッド上でギャッジアップの姿勢で食事を提供したりという介助を行いがちである．果たして，その姿勢で安全な嚥下が可能だろうか．

　障害がない人でも寝たままで水を飲んで誤飲してしまい，ひどくむせ，起き上がって前傾姿勢で咳き込むことがある．前傾姿勢ではむせた時，腹筋が十分働き，深呼吸をして呼吸を整えることが容易にできる．肺活量や腹筋力の低下した高齢者にとって安全に嚥下でき，食べ物を認知しやすい姿勢にすることを心がけたい[1]．頸部後屈を防ぐために，食器は飲み口の広いものにして，ストローを利用するとよいとされている[2]．

嚥下訓練の場合には，仰臥位から30〜60°身体を起こして頸部を前屈させた姿勢が，誤嚥の少ない体位とされている[3]．

嚥下訓練中など特別な場合を除いては，椅座位，車椅子座位で前傾姿勢での摂取，食事介助を行いたいものである．

4. 口腔ケア

食事前・後の口腔ケアは大切である．自力で可能な人でも不十分な場合が多く，職員もわかってはいるのだが，ケアが行き届かない場合が多い．当施設では歯科の往診を実施しているが，少なくとも往診を受ける利用者に対しては施設側も往診前に口腔ケアを心がけるし，歯科医師および歯科衛生士も治療だけでなく，口腔内を清潔にしてくれている．

口腔ケアは施設内の職員だけでは限界がある．口腔内に携わる人，歯科往診など積極的に利用するのも大切である．

経管栄養などで経口摂取できない人も，口腔内は不潔になる．細菌や真菌が繁殖した状態でその唾液を誤嚥すれば，誤嚥性肺炎のリスクは高くなる[4]．

また，嚥下をよりスムーズにするため，口腔ケアや呼吸訓練，排痰訓練は重要である[5]．高齢者，認知症の人も例外ではない．口腔ケア，呼吸訓練について簡単に**表2**に示す[6]．表中の嚥下体操とは，頸部，肩周辺，顔面，口腔内など舌に関連する筋肉をリラックスさせるストレッチ体操である．認知症の人には上肢を大きく動かすゲームやレクリエーションを取り入れる．

5. 嚥下しやすい食事

誤飲をしやすい水分の補給には「お茶ゼリー」「水ゼリー」がよく使用される．また，パサパサした食べ物は，口腔内で食塊が形成されにくく，嚥下と呼吸のタイミングがずれるとすぐに誤嚥してしまう．摂取しにくい物として，パサパサしたもの，かみ切りにくいもの，水分の多いもの，嫌いなものが挙げられる．

病院，施設でよく提供される刻み食は嚥下しやすいだろうとの理由からであろうが，刻み食にしたことで舌の上で食塊が形成されにくくなり，食事時間がよりかかってしまうこともある[7]．また，刻み食の人を食事介助する場合，おかゆに味がついたほうが食べやすいだろうと，おかずを少しずつ混ぜる場合がある．たとえば，おかゆの中に根菜類の刻みを入れたりする．自分自身で食べ

表 2 口腔ケア,呼吸訓練[6]

口腔ケア	
洗口法	・氷水(刺激のため) ・レモン水(唾液分泌の増加) ・イソジンガーグルの薄め液(保清)
ブラッシング法	・軟らかめの歯ブラシ,電動歯ブラシを使用 ・「まずは自分で」が原則 ・不十分な部分は歯間ブラシにて介助
介助者によるケア ・うがいができない場合 ・総義歯の場合	・綿棒・吸い飲み・注射器などを利用し洗浄する ・舌苔を除き歯肉・口腔周囲筋をマッサージする ・義歯の洗浄,歯肉マッサージ ・不適合なままでの使用は粘膜を傷つけるので調整する
呼吸訓練・体操	
口すぼめ呼吸 (ブローイング)	・リラックスした体位で鼻から空気を吸ったあと,口をすぼめ「フー」と音をさせながら呼気を行う (口の前に柔らかい紙,羽根をかざせば視覚的にとらえやすい.また,風船を机上で吹き合うようなゲームを取り入れるなどする)
複式呼吸	・換気効率改善,リラクゼーション,呼吸の随意的コントロールのため重要
体 操 (硬くなった胸隔を広げる)	・万歳をしながらゆっくり深呼吸をする ・頭の後ろで両手を組み,肘を広げたり閉じたりする ・同時に口すぼめ呼吸をする

てみるとすぐわかるが,食品の性状の大きく異なるものを混ぜ合わせると,軟らかい食品のほうが先に咽頭に送り込まれ,舌の上には硬いものが残ってしまう.舌の運動と同時に嚥下運動もしなければならず,誤嚥・誤飲しやすい利用者には危険な食事介助となってしまう[6].

一度の嚥下ですべての食塊が咽頭に送り込まれるとは限らないので,繰り返し嚥下を促したり,一口入れるごとに水分で流したりするのもよい.

嚥下食の補助剤として,寒天,ゼラチン,片栗粉などの増粘剤が用いられる.インスタントの増粘剤は,混和量の増減により液状食物の粘度の変更が可能である.食堂に置いておき,適当なとろみをつけて利用者に汁物などを提供している施設も多い.インスタント増粘剤はでんぷんが主成分であるため,ゼリーなどと比較すると舌触りが悪く,食べ物そのものの味を損なってしまい,

おいしく食べられず,それが拒食のきっかけになる場合があるので注意したい[7].

刻み食,とろみ剤入り食を職員が食する機会を設けるのもよいだろう.

6. 認知障害

食べたことを忘れる人の場合は,次第に胃が小さくなり,一度に食べられる量が減って少量で満腹になるが,すぐに空腹感を覚えるということも考えられる.当然ではあるが,「食べたじゃないの」というニュアンスを含んだ態度,ことばには十分注意し,自尊心を傷つけない処遇を心がけたい.認知症のある人は,「食べていない」から「なぜ食べさせてもらえないのか」に移行し,悲観的になったり暴力的になったりする.体重が増加傾向にある人には,配膳を最後のほうにすることで,できるだけ長く食事時間をとる,下膳に協力してもらう,あるいはその人のトレーは食事後もとっておくなど,食事に関係する動作を身体で理解してもらうのもよい.また,低カロリーで口の中に長時間入れておけるコンブや空気がたくさん入った子ども用のおせんべいなどの提供,作業に誘う,たとえばタオルたたみや粉茶を袋に入れる作業など簡単なものを行うと気分転換しやすい.

嚥下状態は良好だが,咀嚼,嚥下を忘れてしまう人がいる.食事時間の20～30分前には離床し,覚醒のため顔を拭いたり,口腔刺激と感染予防のために手洗いとうがいを行い,意識をクリアーにする.「食事ですよ」などと話しかけ頰をつついたり,なでたりするのもよい.「モグモグ」や「ゴックンして」などという声かけをよく行うが,赤ちゃんをあやすような雰囲気にならないよう十分注意する.

食事介助時の食塊の量について,まずは嚥下を確かめるため汁やお茶を口に含ませ,口腔内を湿らせて状態を観察する.うまくできれば食塊に移る.食塊の量は少量(ティースプーン半量程度)だと,舌の上にそれが置かれたことがわからず,咀嚼・嚥下反射が起こりにくい.ティースプーン山盛り程度の食塊をのせ,開口を促す.口唇で取り込める人には,しっかり口を閉じるよう声をかける.取り込みの不十分な場合は,舌背をスプーンで軽く押さえ,スプーンが口腔内から離れる時に上唇に触れると,口唇が閉じて取り込みを促しやすい.逆に口を開けてほしい時は,下唇を刺激したほうがよい[6].

嚥下訓練の際の食塊,汁物の温度は60℃前後が適しているとされている.

咀嚼，嚥下を忘れてしまう人の場合は，熱い，冷たいがはっきりしているもの，甘い，辛い，酸っぱいなど味がはっきりしているもの（刺激が強すぎるとむせる）が唾液生産や嚥下反射を誘発する[7]．当施設では，食事に集中して意識的に嚥下してもらい，食事を楽しむために，食事時間中はテレビを消すようにしている．

トレー上にあるものが食べ物であるという認知ができず，全部かき混ぜたり，道具や食塊で遊んでしまう人がいる．かき混ぜてしまう場合，カレーライスや丼物で対応できるとよいが，毎日となると難しい．トレー上に多くの食器があることで混乱するようであれば，一皿だけ置き，ご飯とおかずを半量ずつのせ，食べてしまってからまた別のおかずを入れる，ということを繰り返すなどの援助側の工夫が必要だろう．

テーブルクロスや花瓶に差した花などは，家庭的な雰囲気づくりとしてよく利用されるが，それによって混乱をきたし，集中力を失い，食べ物，食器の判断，食事の時間の認識が薄くなる場合もあるので，何もないテーブルのほうが良いこともある．

活動性が低くて臥床がちな人には，食べることを手段として上手に離床を勧めることができる．「ゲームの後にはジュースが出ますよ，楽しみですね」「今日のおかずは何でしょうね．おいしそうな香りです，見に行きましょうか」というように，食べることを活動のきっかけにして，上手に処遇に反映させるとよいだろう．

アプローチの実際

家族が近くにいない人や単身の人など利用者の中には，集団生活の期間が長くなると，依存したい，頼りたい時があるようだ．通常は，食事時間に合わせて自分から食堂へ行けるのに，声かけをしてもなかなか居室から出てこない時がある．いろいろな手段を使っても，体調不良か，気が向かないだけなのか，表情が暗い．そのような時には，職員が1対1で居室での食事に付き添う．勤務の都合上，やや通常の食事時間よりは遅くなるが，その人と一緒にゆっくり食事時間を過ごしている．

数回そうした時間を過ごすと再び活気が出て，いつもどおりの生活に戻る．

その人だけの時間,「あなたを大切に思っていますよ」とアピールする時間をつくり出すのはとても大切なことである.食事のみにいえることではなく,頼りたい気持ちに応えなかったために,うつ状態,不定愁訴,他者への暴言などがみられることは容易に想像できる.「わがまま」「自己中心」「お腹がすいたら出てくるよ」という処遇よりは,先に起こるであろうことを予防できる処遇に努めたい.

また,食事は1日3回とるものだという固定観念を取り払うことも時には必要だろう.

1. 事例1

脳梗塞後遺症の右片麻痺のAさん(女性,80歳,患側上肢 Brunnstrom stage Ⅲ,手指Ⅳレベルで力は弱く,ほとんど実用性はない)を例に高齢者の食の障害へのアプローチの実際を紹介する.Aさんの通常の摂食動作は,車椅子座位で健側に特殊スプーン(ケンジースプーン)を使用し,食べこぼしも少なく自立している.

ある日,Aさんは全身の疼痛を訴え,離床を拒否,居室配膳してもまったく手をつけず,食事介助をしようとすると,「痛くて食べるどころではない」らしい.あまりしつこく促すとさらに拒否的になるし,「まあ1～2食摂取しなくても水分補給をしっかりすればいいんじゃないか,明日になったら気分も変わるだろう」との職員の意見で,その日1日の食事時間は終了した.

以下は夜勤者とAさんの話になるが,ほぼ就寝介助が終わったころ,Aさんより「起きる」とコールがあった.車椅子に離床介助し,サービスステーションの前で過ごしてもらうことにした.しばらくして夜勤者がカップラーメンの食事をとり始めると,それをAさんがじっと見ていた.職員は食事をとっていないという申し送りから「お腹すいたでしょう,一緒に食べませんか?」と声をかけた.Aさんは大きくうなずき,車椅子用テーブルをセットしてカップラーメンを置くと,左手で上手に割りばしを操り,実用性の低い右手でなんとかカップを固定して全部食べてしまったという.日頃はすべり止めマットや特殊皿などを使用して食べているのに…….その後は,安心と満腹感でゆっくり朝まで睡眠がとれたようである.

職員の中には「癖になったらたいへん」とか,「昼夜逆転の始まりかも」という心配もあった.しかし,自分たちのことに置き換えてみると,食べたくな

い時は食べないし，嫌いなものならなおさらだ．それは決して珍しいことではない．もちろん毎夜となると問題だが，その時おいしくて安心できるなら時間外の食事も良いことなのではないかと筆者は答えた．その後「カップラーメン事件」は起きていない（公にしていないだけかもしれない）．

2. 事例2

水分の摂取を拒否する人がいる．特にむせることもないのだが，汁物やお茶を好まない．そういう人には，毎食時とおやつ時のお茶ゼリーはもちろん，お茶ゼリーを好まない人には甘味のある牛乳カン，ミカンゼリーなどの提供を行っている．なんとしても食べさせようとすると頑に口を閉じてしまうものなので，「食べてくれればラッキー」くらいの心持ちで介助にあたるほうがいいようである．もちろん離床している時，ちょっとしたタイミングを見計らって水分ゼリーを提供することも忘れてはならない．冷蔵庫にはゼリーなどを常備しておいて，すぐ提供できる環境にしておくことも大切である．

3. 事例3

小柄で亀背傾向にある人が車椅子に座る時，背もたれに脊柱の一部分が当たり，発赤や疼痛が原因で長く座っていることができなかったり，車椅子に座ること自体を拒否することがある．最近はさまざまな車椅子用クッション，シートが開発，販売されているが，すぐに用意できなかったり，コストが高く数を多くそろえられなかったりする．

当施設では，ズボンを利用して背当てクッションを作製している（図1）．ズボンの大腿部分に不用になったバスタオルなどを詰め（図1a，b），バックレストに逆Y字型に置く（図1c）．ズボンのゴムベルトと裾をバックレスト後ろ側で脊柱部分に隙間ができるようにそれぞれを紐で結ぶ（図1d）．こうすると体圧が分散し，発赤や疼痛が軽減する．手軽で安価，すぐにできるので，応急処置としてとても便利である．

4. 事例4

異食，これは本来食べられないものを口に入れ飲食することを指すが，現在の高齢者のほとんどは戦争中・戦後を経験してきた人たちなので，ケアを提供している側の常識とはまた少し違っていても当然かもしれない．

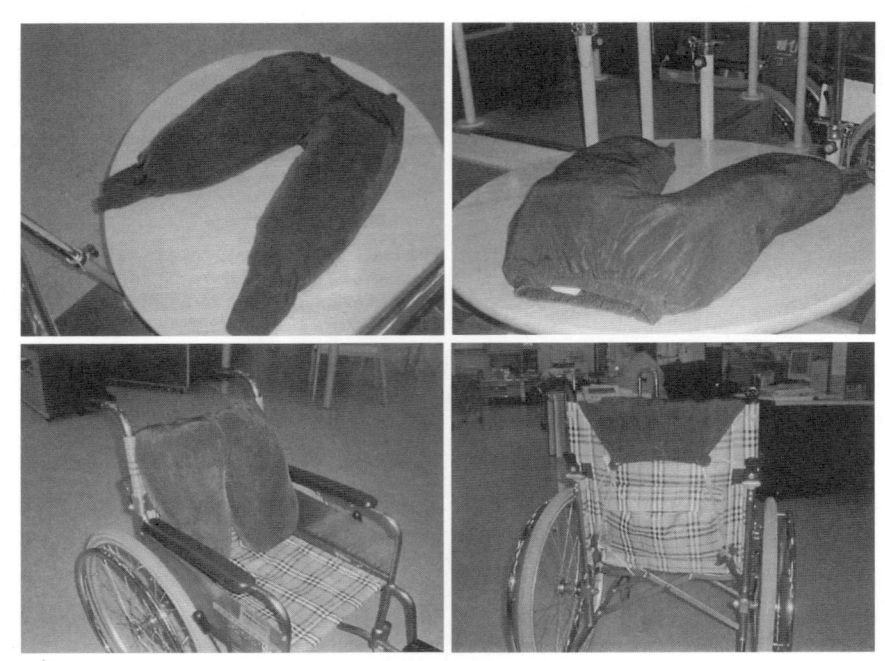

図 1 車椅子用の背当てクッション
a, b：ズボンの大腿部分にタオルなどを詰める．
c：車椅子のバックレストに逆Y字型に置く．
d：ズボンのゴムベルトと裾をバックレストの後ろ側に出して紐で結ぶ．

　ある日，Bさん（男性，85歳）が花瓶に差してあった花をつまんで食べているところを私が発見した．最初は驚いて花瓶を遠避け，口の中の花もウェハースと引き替えに出させてもらった．別の日，2回目を発見．筆者は花瓶を他のテーブルに移しながらBさんに尋ねてみた．「このお花おいしい？　生でも食べられるんですか？」，Bさんはまじめな顔で「ああ，(生でも) 十分だ」とうなずき，筆者は「ほー」と感心してしまった．そのやりとりを聞いていた看護師から「そんな（異食を助長するような）ことを言って」と叱られた．
　しかし，Bさんから戦争中や戦後の話を聞けば，ちょっと口淋しい時，目の前に食べられそうな花や草があって，それを口に入れてしまったという行動も納得できる．もちろん，身体に害を与える物（洗剤，薬物，プラスチックなど）は別にして，花，草などを食べることは，ある世代の人にとっては自然なことかもしれない．腹痛，下剤などを繰り返して体調を崩すというなら別だ

が，私たちの常識を押しつけ，私たちの考える「異食」を何が何でもという態度で止めさせる必要があるか．それを制止しようとして威圧的態度をとったり，ことばで抑制したり，縛ったりすることのほうが問題として取り上げるべき事柄であろう．

5．事例5

拒食のケースである．多発性脳梗塞発症後だが麻痺はほとんどなく，廃用性の筋力低下により歩行バランスが低下傾向にある．認知症は「認知症自立度判断基準」によるⅡbランク，高次脳機能，咀嚼・嚥下機能は問題なく，日常生活は半介助レベルというCさん（女性，83歳）が入所した．半年間は手引き歩行で移動し，話しかければ表情は明るく自発語も認められ，当然，摂食動作は自立していた．その後2～3カ月のうちに移動能力をはじめ日常生活の介助量が急激に増加，食事の自力摂取ができなくなったのではなく，しなくなった．脳梗塞の再発作などは認められず，麻痺の進行もなかった．

Cさんに何が起こったのか．スプーンを利き手に持たせ，食塊をすくい口まで誘導すると，一口は食べるが，連続動作にはつながらない．「運動量が足りないのか」それとも「ずっと起きていてきついから食べないのか」「好きなものになら手を延ばすのではないか」「家族に尋ねて協力してもらってはどうか」など，いろいろな意見が出た．家族の面会は週に3～4回は必ずあった．本人に尋ねても「別になんともない．食べなくていい……」としか話さない．そこで，自力摂取を促すためにさまざまなアプローチを行った．たとえば空腹感があれば食べるのではないかと，朝食は介助して昼・夕食は介助せず，自力摂取を待つというようなことを試みた．

しかし，日に日に自発語も表情も少なくなっていった．経過を2週間観察したが，自力摂取には至らなかった．体力低下防止を考えて3食とも食事介助することにプランを変更し，1食あたり5～6割の摂取が可能だった．数カ月後，家族の希望で転院することになったが，その際に家族間でトラブルがあったことが判明した．Cさんには複数の子どもがおり，娘夫婦と息子夫婦との間でCさんの介護について激しい衝突があったようである．身体援助は，経済援助はどうするかというトラブルである．その口論を，外泊した際や転院前には，居室でCさん本人の目の前でしていたようだ．

このようなことから考えると，Cさんは自分の介護のことで子どもたちが言

図2 クリスマスの手巻き寿司パーティー　　図3 鍋を囲んだ食事風景

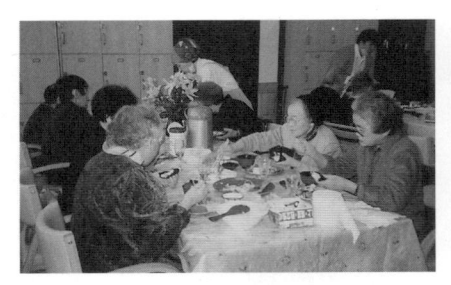

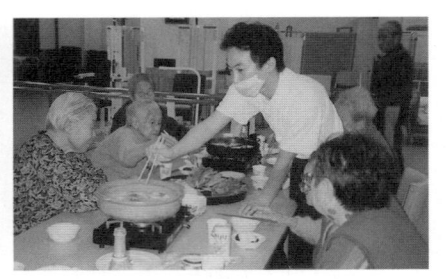

い争い，姉弟の縁まで切ろうとしている，「自分さえいなくなれば，死んでしまえば，この口論はなくなるのではないか」と思ったのではないだろうか．たとえ認知症であっても，またはあるからこそ敏感になることがある．食べること，食べる姿勢は，生き続けよう，生き続けたいと思う意欲の現れでもあるだろう．だからCさんは，子どもたちのトラブルを見，聞き，感じることで，生活意欲だけでなく，生き続けようとする力を無意識のうちに失ってしまったのではないか．

　当然だが，職員のアプローチには限界がある．生きる意欲をもち続けてもらうために家族の協力は不可欠であるということを，家族に伝える努力を怠ってはならないと反省した．

6．食事のイベント

　デイ・ケアを中心に，食に関連するイベントを紹介する．「バーベキューパーティー」「手巻き寿司パーティー」「鍋パーティー」などがある．当施設のデイ・ケア利用者は老夫婦世帯，独居の人が多い．大勢でワイワイ言いながら一つの鍋を囲んだり，隣の席の人に手巻き寿司を作って渡してあげるなど，コミュニケーションの輪が広がり，笑顔が多くみられる．日頃は「歯が悪いから刻んでください」という人も，イベントの時は刻んでなくても大丈夫．栄養士たちもちゃんと心得ていて，かみ切りやすいように食材をちょっと工夫している．

　独居の人は，鍋を大勢で囲む機会が少ない．おでんや水炊きを鍋のままでテーブルに出し，3～4人の仲良しグループで同じ鍋を目の前にして食べると，とても喜ばれる（図2，3）．

おわりに

　老化，廃用性機能低下がみられても，どうすればよりスムーズに摂食が可能なのか．問題とされる拒食や異食，認知障害のある人へのアプローチ，そして本当にそれが問題なのかをケースを通し，職員とのやりとりを混じえて紹介した．

　施設での生活を考える時，大切な命を預かっているのだから健康管理は当然である．カロリー，塩分，間食など，さまざまな制限があるなかでも楽しく，おいしく，自分らしく選んで口から食べてほしい．認知症や身体レベルの低下など，いろいろな障害があるが，それでも援助する側のケアへの考え方で，より人間的に生活ができ，問題とされる行動が予防できたり，あえて問題だと思えなくなったりする．

　きっと自宅で暮らしたいであろう人たちは，さまざまな理由，障害があってそれができないでいる．施設側も外食や弁当を頼むなどして目先を変え，家庭のような雰囲気を出すよう努力はしているが，時には「今日は温かいうどんが食べたいなあ」と思うことがあるだろう．それは，施設だけではできないし，また全部をするべきでもないと考えている．そこに家族の協力があって一緒に食事をすることで集団生活が我慢できたり，精神的に安定したり，訓練に励むことができる．

　最後にエピソードを一つ．ある日の朝，体調不良を訴える人がおり，その人の朝食を食堂カウンターの奥のほう，他の利用者の手の届かない場所に保管したはずだった．

　ところが，伝い歩きがなんとかできるDさん（男性，78歳）が，車椅子から立ち上がり，カウンターを伝い歩きで移動したものと思われるが，トレーのところまで行き「つまみ食い」をしていた．それを見た介護員が「あら，歩行練習ができてよかったわね！」と笑顔を見せた．Dさんはバツが悪そうに苦笑いをし，筆者もやりとりを見ていて吹き出してしまった．

　こういう時に「つまみ食い」を問題とみず，サラッと流してしまえる，こんなにたくましい職員たちと一緒に仕事ができたことをとてもうれしく頼もしく思うとともに，今後も利用者の生活に密着したケア，リハの提供に取り組みたいと考えている．

引用文献

1) 三好春樹:老人の生活リハビリ.pp.98-102,医学書院,1992
2) 岡本五十雄:嚥下障害.総合リハ **19**:310-314,1991
3) 藤島一郎:脳卒中の摂食・嚥下障害.pp.66-67,医歯薬出版,1993
4) 平岡 崇,石井雅之,椿原彰夫:脳血管障害急性期.総合リハ **28**:416-419,2000
5) 藤島一郎:脳血管障害慢性期.総合リハ **28**:427,2000
6) 山部一実:嚥下障害とどう取り組むか.pp.105-107,125-128,131-136,摂食機能研究会,2000
7) 稲田晴生:摂食・嚥下障害.総合リハ **28**:661-663,2000

9 末期がん患者における食事の意味と支援

香川　優子

Yūko Kagawa
（舟木義肢介護支援事業部，元 かとう内科並木通り診療所）

Summary

末期がん患者にとっての「食事」は「生きている証」であり，「生活の希望」である．食べることへの援助は生きる希望を支えるうえで重要である．「食」はすべての感覚（五感）を使う唯一の活動であり，最も現実感覚を伴う．「食」が奪われた時，現実との接点の大きな喪失感を体験し，死の恐怖を味わうこととなる．「食事」は現実との最も強い接点であることを「食べたくても，食べられない」状況の事例を通して考察し，「食べたくても，食べられない」状況時の適応を支えるためには，7つの要因があることが示唆された．

はじめに

「食」とは食うこと，食べること，くいぶち，「食う」とは，食べ物を口に入れてかんで飲み込む，そして「生活する」「暮らしをたてる」と辞書には記されている．「食う」こと，それは「生活する」こと，生活そのものであるといえよう．そして「食事」とは生存に必要な栄養分をとるために，毎日の習慣としてものを食べることとある．「食」が障害されると，「毎日の習慣」つまり「生活のリズム」が障害される．

末期がん患者の作業療法の役割を，筆者は「進行する障害の現実を患者とともに見据えつつ，残されたあらゆる機能（感覚器を含む）の可能性を引き出し，患者と家族の"おもい"を表現し，伝えることを援助すること」と定義した[1]。末期に出現する多くの症状，障害の中で，食の障害は最も「死への恐れ」を感じさせるものである．患者と家族は別れが近いことを予期し，それぞれに「おもい」を巡らし，なんとか「食べられるように」と願う．そして時には怒りとして，時には強い抑うつ状態として表現される．

末期には，ほとんどの患者にさまざまな食の障害がみられるが，この領域における作業療法の取り組みはまだ少ない．そのため筆者の経験の範囲で述べることになるが，ここでは，末期がん患者にとっての食の意味と障害，そして事例を通して「食べたいのに，食べられない」状況において，作業療法でどのような援助ができるかを考えることにする．

末期がん患者にとっての食

「食う」ことは，人間がすべての感覚（五感：嗅覚，視覚，聴覚，味覚，触覚）を使う唯一の活動であり，最も現実感覚を伴うものである．「食う」ことを奪われた時，人は現実との接点の大きな喪失感を体験することになる．死の恐怖をかきたてる要素ともなり，「食べられなくなった」時，死が直前にせまっていることを強烈に認識することになる．死を目前にした末期のがん患者にとって，「食」はそのような特別な意味合いを帯たものになる．

経管栄養や中心静脈栄養（intravenous hyperalimentation；IVH）によって，栄養状態は維持されようとも，生きる意欲の低下は，決して緩和されることはない．たとえ一口であっても「食べることができた」という実感は，死を前にした患者の生きようとする意欲を高め，「生きている」という充実感や精神的な支えにつながっている[2]．それは「生きている証」であり，「生活の希望」であり，「回復の手段」でもある[3]．

橋本は，がん患者の食の要素を6つ掲げている（**表1**）[4]．「自分が食べられなくても，見て楽しむ」「そこに並んでいる香を楽しむ」「音楽を聞きながら，ダンスを踊ったり，食事の雰囲気を楽しむ」「口に入れて味わう，飲み込まなくても口に入れて味わう」「その料理を作ってくれた人の心を思う」，食に関連

表 1　がん患者の食の要素（橋本による）

① 見て食べる	：自分が食べられなくても，見て楽しむ
② 香を食べる	：そこに並んでいる香りを楽しむ
③ 雰囲気を食べる	：音楽を聞きながら，ダンスを踊ったり，食事の雰囲気を楽しむ
④ 味を食べる	：口に入れて味わう，飲み込まなくても口に入れて味わう
⑤ 食べ物を食べる	
⑥ 心を食べる	：その料理を作ってくれた人の心を思う

して橋本が挙げた表1の①，②，③，④，⑥は，食うことそのものでなく，食うことを中心とした「生活」のいとなみといえよう．末期がん患者のとっての「食」とは，「今，この時ある命」，そして「失われゆく命」と向き合って生きる生活のいとなみそのものといえよう．

末期がん患者にみられる食の障害

末期のがん患者の臨床症状は，複数の臓器，組織への転移を背景として，それまでの観血的治療や放射線治療，薬物療法の影響により，多彩な症状が出現する．したがって，食の障害においても，その原因は多岐にわたる．食の障害の症状と原因を見極める評価が，重要であることはいうまでもない．患者の全体像をしっかりとらえ，慎重に評価することが大切である．

患者からの訴えによる食の障害は，①「食べられない」「食べたくない」という食欲不振・経口摂取の減少，②「食べない」という食の拒否，③「食べたいのに，食べられない」という医療上のやむをえない絶食状態，経口摂取の中止，の3つに分類できる（表2）．最も多いのが，食欲不振・経口摂取の減少であるが，それぞれの原因は表2のようになる．

「食べられない」「食べたくない」という食欲不振・経口摂取の減少に対しては，嗜好の変化，味覚・嗅覚の変調，吐き気，消化不良，腹部膨満感，痛み，衰弱，便秘，口腔内の乾燥・ただれ，嚥下困難（嚥下障害），消化管閉塞，薬剤の副作用，感染，嚥下器官の切除による欠損，臥床がちな生活による運動不足・意欲低下，食事動作の困難感などの身体的原因，不安，抑うつ，食欲をそそらない飲食物など精神的原因が考えられる．

「食べない」という食の拒否に対しては，生きることへの拒否が考えられる．

表 2 末期がん患者にみられる食の障害

患者の訴え		原因
食欲不振・経口摂取の減少 「食べられない」 「食べたくない」	身体的	嗜好の変化，味覚・嗅覚の変調，吐き気，消化不良，腹部膨満感，痛み，衰弱，便秘，消化管閉塞，感染，口腔内の乾燥・ただれ，嚥下困難（嚥下障害），薬剤の副作用,，嚥下器官の切除による欠損，臥床しがちな生活による運動不足・意欲低下，食事動作の困難感
	精神的	不安，抑うつ，食欲をそそらない飲食物
食の拒否 「食べない」	精神的	生きることへの拒否など
絶食状態・経口摂取の中止 「食べたいのに，食べられない」	身体的	消化管閉塞：イレウス（通過障害），腸内容物による便栓，壁外性・壁内性の，たとえばがんによる圧迫 嚥下障害に伴う誤嚥による頻回の肺炎

　高齢者のターミナル期にもみられるが，スピリチュアルな問題を抱えているサインであることが多い．「食べたいのに，食べられない」という絶食状態・経口摂取の中止に対しては，イレウス（通過障害），腸内容物による便栓や壁外性・壁内性の，たとえばがんによる圧迫などのための消化管閉塞と，嚥下障害に伴う誤嚥による頻回の肺炎などが考えられる．

　嚥下障害は，疼痛，舌運動障害，通過障害，脳神経麻痺など，がんの再発に伴う疾病によるものと，向精神薬，モルヒネ，放射線，手術など治療に伴う障害がある．

作業療法のアプローチ

　食の障害の分類（表2）の，①食欲不振・経口摂取の減少，②食の拒否，③絶食状態・経口摂取の中止は，いずれも食の援助を考える時に重要であるが，ここでは「食べたいのに，食べられない」という，③絶食状態・経口摂取の中止に対する作業療法の関わりについて，事例を通して紹介する（事例はプライバシーの都合上，考察に影響のない範囲で変更されています）．

1. 事　例
1) 多趣味で前向きなAさん

　Aさんは，夫婦2人暮らし．特に熱心に信仰する宗教はないが，カラオケで歌ったり，園芸をしたり，スケッチに行ったり，写真を撮ったりと多趣味な男性．3年前，70歳の時に胃がんが発見され，本人にも奥さんにもがんであることは伝えられ，理解は良好であった．胃の全摘手術を受けるが，2年後にのどがつかえるような感じや腹痛，るいそうが強くなり，精密検査の結果，食道の空腸吻合部に狭窄がみられ，IVHのために鎖骨下静脈へリザーバーが挿入された．

　食欲がない，のどがつかえる，便がうまく出ないという訴えがあり，リザーバー挿入後の療養の場を選定することを目的に緩和ケア病棟に入院し，一時改善もみられたが，頻回に発熱がみられるようになった．リザーバーからの感染，肺炎，胆道感染，腫瘍熱などが原因と考えられ，少し調子が良いと，少量の飲料，軟らかい菓子，果物を少量食べるという状態が続いた．

　Aさんは，「食べられないことが一番つらいよ」と言いながらも，「ほかにも楽しみはいろいろあるからね．戦争にもとられ，死ぬような思いもしたけど，まあよくここまで生きてこられたよ．生きているだけでも幸せです」と言い，体調の良い日には，院内で行われるカラオケやデイケアの歌のプログラムに参加して，マイクを持つ姿が見られた．「腹は時々すく程度ですが，何かよく食べている夢を見ます」「夢の中で食べておいて，ああ食べてしまった，どうしようと，これも夢の中であわててしまうことがあります」「食べて詰まったら大変になりますからね」と，食べたいが食べられないと話されるような葛藤状態が続いた．多趣味で器用なAさんが，カラオケや絵手紙など気分転換を試みる姿が印象に残っている．

　次第に「食べても，食べたものの味がしない」と味覚の変化あり，「あまり食べたいとは思わない」「一番つらいのは，のどがつかえる感じ」という訴えが聞かれ，IVHによるストレスから抑うつ的にもなった．それでも，家族と乗用車で外出し，「子どものように，写真を撮っていましたよ」と奥さんから話があり，後日，写真展を開いた．病院の行事でも熱心に写真を撮る姿が印象的であった．

　入院半年後には，腫瘍の増大もあって嚥下障害が著明になり，唾液も飲み込めなくなった．それでも，体調の良い日はカラオケ会で歌う姿がみられた．胆

道の閉塞，唾液に血が混じるようになり，せん妄状態のなか，「がんがなくなった」「俺はがんばるぞ」などの言葉が聞かれるようになった．一進一退しながら，胸部のしめつけ感，息苦しさの訴えがあり，酸素吸入が行われたが，家族の見守る中で亡くなった．

2) 死の前日まで酒を楽しんだBさん

Bさん夫婦は，次男夫婦，2人の孫と同居．退職後に兼業であった農業の傍ら，自治会の役員など地域活動にも熱心に取り組んでいた．70歳代半ばに腎がんになり，片方の腎を摘出するが，その後，肺や脳にも転移がみられ，半年あまりの間に肺の一部を切除することになり，脳への転移により手足に麻痺がみられるようになった．本人には，腎と肺がんは告げられていたが，脳転移については告げることを避け，家族にはすべてが告げられていた．「食べたい」ということが本人の主訴で，奥さんは「高齢なので，全快が不可能なら安らかな永眠を」「本人が望むなら何でも食べさせたい」と希望した．

誤嚥性の肺炎を併発し，緩和ケア病棟で薬物療法が行われ，IVHとともに輸血により全身状態の改善が図られた．飲食ができないことや構音障害によるイライラ感から，奥さんにあたったりすることも多くなった．脳へのサイバーナイフ照射を行い，身体機能や言語機能に改善の兆候がみられた．流動食による食事が開始され，作業療法の処方が出された．

作業療法は，食への援助とコミュニケーション能力の改善のために，①嚥下機能の回復，②言語機能の回復，③書字機能の評価，④感情の発散，を目標に開始された．廃用性の筋力の低下がみられ，歩行にふらつきがあるが，だれかが見ていれば物につかまりながら病室内のトイレを使うことができ，座位のバランスは問題ないという状態であった．嚥下トレーニングも理解力不十分だが，身体の動きの模倣はできた．食事はスプーンで可能だが，早食いの習慣があり，むせることが多いため，食事動作訓練と食前の嚥下体操を行った．言語および嚥下訓練，感情発散のためにと詩吟や歌も取り入れた．

歌や詩吟の内容に戦争体験が重なることもあるようで，戦時中の体験など回想話が聞かれるようになった．亡くなった戦友を思うと出席できないといって，町が行った長寿の祝いに欠席したこと，好き嫌いはないが，イモは食べないといったことなど，Bさんの逸話を奥さんから聞いた．Bさんの食への思いと不安は，戦争体験に起因することを奥さんもよく理解しているようであった．作業療法士がBさんの手を握ると離そうとせず，不安の大きさがうかが

われたため，身体へのマッサージを施行，奥さんにも一緒に行ってもらった．Bさんに奥さんの手を握ってみるように言うと，照れ笑いをしながらしっかりと握っていた．

　作業療法には意欲的に参加するが，誤嚥性の肺炎を再発し，発熱，湿性咳嗽，呼吸困難にて再度絶飲食になった．それでもBさんの食への希望は強いため，チーム会議の結果，あれほど本人も望んでいるのだし，好きなようにさせたいという家族の意向もあり，流動食と少しの飲酒も認めようということになった．おいしそうに酒を飲む姿が印象的であったが，1週間後，誤嚥性肺炎で亡くなった．猪口1杯の酒を少し飲んでは，「あ…」と目を閉じるBさん．死亡前日まで酒を楽しんだ．

2．事例を通して

　Aさんは，亡くなる1カ月前まで自立歩行で，①日常生活動作（ADL）の自立度が高かった，②多趣味で気を紛らわすことができるものがあった，③ホスピスにおける人々の存在を十分活用し，1日の時間を病室にこもることなく，生活のリズムのとり方が上手であった，④不安，抑うつ傾向はあったが，混乱状態に陥ることはなく，知的機能低下も少なかった，⑤若いころから苦労し，徴兵，戦争で両親を失うが，「食べられないことが一番つらいよ」と言いながらも，「ほかにも楽しみはいろいろあるからね……生きているだけでも幸せです」と前向きの人生観をもっていた，⑥食に対する思いが葛藤として残っていなかった，そうしたことが，Aさんに最後まで希望を失わせなかったのだろうと考えられる．

　Bさんは，脳転移による麻痺があり，亡くなるまで1カ月あまりと短く，①ADL自立度が低く，②構音障害によるディスコミュニケーションがあり，いらだちが大きかった．③麻痺の出現や，病に対する不安，混乱，認知機能の低下があった，④家族の支えは大きく，地域活動も熱心だったが，⑤自身のための趣味など，心を傾けられるものがなかった，⑥戦争体験が大きな葛藤として残されていた．病の苦しみと，「食べたいのに，食べられない」状況は，人生で最も苦しかった戦争体験につながり，戦地での悲惨な思い出と，人に言えない苦しみを再現したと思われる．多くの部下を失い，生きて帰国した罪悪感は，厳格でがんばり屋，真面目で実直なBさんにとって耐え難いことであったと考えられる．それらへの思いは，甘えられる対象である妻へいらだちをぶ

つけることで表された．奥さんに支えられ，唯一の楽しみの酒をたしなみながら人生を締めくくったBさんであった．

3. 作業療法の関わりを考える

「食べること」のニードに可能なかぎり応えることは，患者の生きることへの希望を支える[2]うえで重要であり，この希望を支える援助なくして次への援助は生まれない．正確な評価のもとに，食物の工夫，食事関連の自助具の作製，安楽な体位，嚥下障害などへのアプローチ，食事環境の設定など，患者とともに試みることそのものが重要である．しかし，「食べられなくなった」時，死が直前にせまっていることを強烈に認識することになる．Aさんが「食べたくても，食べられない」状況の中で，1年あまり，死と向き合いながら生きてこられた要因は何であったのだろうか．

「食う」ことを奪われた時，人は現実との接点の大きな喪失感を体験する．それは，死の恐怖をかきたてる要素ともなる．Aさんは，歌い，花の世話をし，絵を描き，写真を撮り，歩き，多くの人と交わり，現実との接点を「食う」こと以外で見事に補い，最期まで希望を失うことがなかったものと考える．

Bさんにとって「食べたくても，食べられない」状況は，戦争体験を思い出させることになった．過去と現実の二重の喪失感，そして身体障害による自己の喪失感，それらは補うにはあまりに大きすぎるものであった．そんな最期を迎える日々の中で，家族の理解もあり，酒を飲むことを認めたことは意味ある選択だったと思われる．

作業療法の目的は，「個人が障害があっても意味ある存在であり続けることを可能にして，創造的な適応を支える」[5]ことである．「食べたくても，食べられない」状況にあり，しかも日々進行する病と死に直面している人に対し，「意味ある存在であり続けることを可能にして，創造的な適応を支える」要因として，

① ADL自立度
② コミュニケーション能力
③ 精神的状態（不安，混乱，知的機能，うつ傾向など）
④ 家族とボランティアを含む支える人々の存在
⑤ 心を傾けられるものの存在（宗教，趣味，ペットなど）

⑥それまでの人生経験・価値観
　⑦食事に対する思いや歴史
が考えられる．

　これらの要因を評価しながら，支援できることを患者とともに模索することが，末期がん患者への作業療法士としての支援の一歩となると考える．非経口的栄養補給による延命が，患者の生活と意味ある生を奪うことのないよう，常に生の質（QOL）を高める援助をしていく，それは人の生活に焦点を当てる作業療法の大きな役割の一つである．

おわりに

　人はそれぞれに生きてきた証をもち，その証を自らの支え柱に生きている．そして「食」も，そうした，人が生きることを支える柱の一つである．死ぬこととは，人を支えている柱を一つ，また一つとはずして土に還る作業かもしれない．いかに死ぬかは，生きてきた私たちに課せられた最後の創造的な仕事である．「がんばる」と最期まで希望を持ち続けたAさんは，あの世で，旅にスケッチに歌に写真に花の栽培にと，趣味を楽しんでいるであろう．最期に酒を楽しんだBさんも，「生き残った重荷」をゆっくり下ろして，先に逝った戦友たちと酒を酌み交わしていることだろう．

引用文献

1) 香川優子：ターミナルケアにおける作業療法の役割と課題―緩和ケア施設（ホスピス）での経験から．OTジャーナル　**33**：1135，1999
2) 荻原修代，田口妙子，勝瀬真喜子：食事のケア．臨牀看護　**22**：1993，1996
3) 柴田理久子：終末期患者に対する食事の意味について．月刊ナーシング　**18**：113，1998
4) 橋本真紀：患者・家族との対話．がんの悩み電話相談室会誌第2号，p 67，がんの悩み電話相談室，1999
5) Zemke R, Clark F : Occupational Science. FA Davis, Philadelphia, 1996（佐藤剛 監訳，作業科学．p 374，三輪書店，1999）

参考文献

1) Regnard C, Hockley J : Flow Diagrams in Advanced Cancer and Other Diseases. Edward Amold, London, 1995(阿部　薫　監訳：フローチャートで学ぶ緩和ケアの実際．南江堂，1999)
2) 藤本保志，松浦秀博，長谷川泰久：頭頸部がん治療後の摂食嚥下障害．ターミナルケア　**10**：17-23，2000
3) 飯坂由紀子，加藤千鶴子，田村聡子，他：上下顎がん術後患者の入院中における食事方法の工夫．看護技術　**36**：1161-1164，1990
4) Hodder P, Turley A : The Creative Care of Palliative Care. Melbourne Citymission, Victoria, Australia, 1989(日野原重明，猪狩友行　監訳：緩和ケアのサイエンスとアート．ライフプランニングセンター，1994)
5) 桜井理華，村上真由美，田村　緑，他：終末期患者の食の援助を考える．看護学雑誌　**63**：32-35，1999

10 在宅高齢者の食の障害に対する取り組み

長倉　寿子

Hisako Nagakura
(関西総合リハビリテーション専門学校)

Summary

在宅高齢者の食生活の現状を知り，個々の対象者のアセスメント結果から多職種が協力して課題解決する必要がある．要介護状態の高齢者はさまざまな疾患を抱えており，単に老化による身体的要因だけではなく，心理的要因，環境的要因といった考え方でアセスメントし，リハビリテーションへと結びつける必要がある．また，在宅では予防的な視点で関わることも重要である．介護老人保健施設では，口から食べる喜びを実現あるいは継続するためのサービスや在宅支援のためのアプローチを提供している．

はじめに

食べることは，高齢者にとって生命を維持していくだけでなく，楽しみの一つであり，生活リズム・健康のバロメータともいえる．在宅において介護保険サービスや施設などを利用する高齢者は，加齢や疾病によるさまざまな機能障害や生活障害をもっている．これらの機能障害や生活障害に対する食事ケアを考える場合，食べるという人間としての基本的な行為が維持できない背景を正しく評価しなければ，結果として疾病悪化や廃用性障害および二次的障害が固

定されてしまうことに注意しなければならない．

　また，高齢者はさまざまな疾患や病態により「口から食べられない，あるいは食べにくい」状況となり，低栄養状態や摂食・嚥下障害をきたした場合，医療も含めた多くの関連職種による広義の介護，いわゆる長期ケアが積極的に行われることが必要となる．しかしながら，在宅では食事に関する多くの危険因子が存在するにもかかわらず，予防も含めた援助は不十分で，多くは問題が起きてからのアプローチとなる．また，在宅では医療機関で提供されるような専門的なチームによるリハビリテーション（以下，リハ）も十分実施できる状況でないため，今後はさらに介護予防重視型システムの構築が重要となる．

　ここでは，在宅高齢者を中心に介護保険制度におけるサービス提供施設としての取り組みや作業療法士の関わりを紹介する．

在宅高齢者の食生活の現状

1．在宅高齢者の栄養と食事の問題点

　高齢者の食生活や栄養の問題は，加齢とともに起こる生理的な老化と病的な老化（病気や環境・生活習慣などの要因による）という考え方が理解しやすい．

　一般的に老化現象として味覚が低下することにより，濃い味つけを好み，砂糖，食塩の摂取量が増大する．また，歯の欠損などにより，咀嚼や嚥下能力の低下が消化機能に影響を与える．咀嚼力が低下すると肉類，海草類，果物類，野菜類を嫌い，良質な蛋白質，各ビタミン・ミネラル，さらに食物繊維が不足するなど，栄養素が偏りがちになる．このことは，高齢者に多い便秘の原因にもなる．さらに食欲が低下すれば，摂取量が減少するためにエネルギーをはじめ，多くの栄養素の摂取量が不足する．

　また，嗜好やライフスタイルの問題では，あっさりしたものを好む場合，脂肪の摂取量が減少し，必須脂肪酸が欠乏したり，脂溶性ビタミンの吸収が悪くなる．間食に菓子類，炭酸飲料水，ジュースなどの摂取量が多くなると，砂糖の摂取量が増大する．男性では，アルコール飲料の摂取量が増大することが多い．このように摂取する食品や献立に偏りが生じると，栄養素の摂取にアンバランスが生じる．以上のような栄養上の問題が，さらに臓器機能の低下や疾病

表 1　高齢者の食行動の特徴[1]

1. 高齢者の特徴
   ① ファーストフード店のハンバーガーやフライドチキンは自分の好みに合わないものが多い
   ② 自分一人で夕食をとることがある
   ③ 自分の体に良い食事の仕方をよく知っている
   ④ 毎日の家での食事は楽しみだ
   ⑤ 1日中自分で料理を作らないことがある
2. 年齢層があがるにつれ，得点が高くなる項目
   ① 毎日同じような食事をすることがよくある
   ② 栄養のバランスを考えた食事をするのはおっくうだ
   ③ 1日中自分で料理を作らないことがある
   ④ 食欲がないことがよくある
   ⑤ 朝食を食べないことがよくある
   ⑥ 昼食を食べないことがよくある

を悪化させることとなる．

さらに高齢者の場合，慢性疾患により長期投薬の影響を考えなくてはならず，薬を代謝する能力が衰えることで副作用が起きやすくなる．

口渇中枢機能の低下により水分の欲求が起こらず，脱水状態になりやすくなる．脱水は全身状態の悪化を招くため，注意が必要である．

また，精神的疾患や環境の変化に対する適応障害，ストレスなどの心理的障害もさまざまな食欲不振の原因となる．

高齢者の食行動の特徴（**表1**）には，在宅では，食事を楽しみ，健康を気にする反面，一人で食べる個食や調理能力の低下から自分で料理を作らない日が多くなり，食生活が簡便になったり，不規則な食事から栄養のバランスを悪くする危険性があることが示されている[1]．このような高齢者の特性を理解し，個人の嗜好や性格，生活習慣なども配慮して個々の食生活を把握することがポイントとなる．

2. 生活習慣病対策の重要性

近年，疾病構造の変化から，高血圧症，高脂血症，虚血性心疾患，脳卒中，糖尿病，癌など生活習慣病といわれる一連の疾患が増加しており，わが国の大きな健康上の問題になってきている．生活習慣病は，生活習慣の偏りが疾病の発症・進展に関与する疾患群であり，在宅高齢者にとって潜在患者としての要

因は多分に考えられる．特に高齢者の蛋白質・エネルギー低栄養状態（protein energy malnutrition；PEM）は，高齢者の日常生活行動を制限し，QOLの低下に関連する．このように，将来予想される疾病負担の軽減を考えれば，要介護状況に陥ることを予防する健康管理・教育などを含めた介護予防および地域支援サービスなどの積極的な提供が重要となる．

在宅高齢者の食事・栄養アセスメント

　高齢者の食べる機能の維持や改善，自立に向けてのアセスメントの範囲は，食事の準備・片づけから生活習慣まで広く，医学的基礎知識だけでなく，総合的な観察力を必要とする．栄養障害は，単なる老化に伴う症状ではなく，さまざまな原因で起きるため，以下の要因など[2]を把握することで，どのような援助が必要であるかを検討する．
　①食欲や食べようという動機づけが，慢性疾患や薬物療法によって減退させられている．
　②食べ物の匂いや味がわからなくなったり，一緒に食事を食べる人がいないなどの理由によって，食べる楽しみが減っている．
　③痴呆が進む病気があったり，買い物ができない，経済的な理由によって，材料を用意することができなくなっている．
　④認識力，身体的障害，不適切な台所の状況によって，食事を用意することができない．
　⑤認識力，視覚，手先の動き，歯疾患，嚥下困難の問題によって，食べることができない．
　要介護高齢者では，食欲，食物摂取量，口腔内の状態，体重，嗜好，調理形態等々の項目をアセスメント用紙に基づき，栄養状態を評価・判定する．そして，アセスメント結果から摂食障害や栄養障害を起こすさまざまな要因が明確となれば，適切な援助を行わなければならない．介護保険下におけるケアプランを作成する場合には，食べる機能の維持，改善の必要性を十分判断してきめ細かなケアを位置づけることが重要である．
　食生活の異常は，老化に伴う潜在的なさまざまな疾患を顕在化させることにもなるため，栄養状態の悪化を示す兆候や症状は早期発見し，その予防と改善

を目指す必要がある．

　在宅高齢者の場合，一人では解決できない問題も多く，食事を摂取するといった直接的な動作から介護方法，食事場所や道具など環境因子も含めて総合的な関与が必要となる．在宅の要介護者に対する食事介護サービス（指導・助言を含む）のおもな実施者は，訪問介護，訪問看護，訪問リハスタッフのほか家族が含まれるが，疾患や生活環境，介護者の状況によっては居宅療養管理指導や通所系のサービスの利用なども重要である．

　しかし，食事管理が必要であっても，栄養の専門家である栄養士がケアチームに参画するためには，ケアプランの立案に携わるケアマネジャーの理解や認識が求められる．要介護者には栄養マネジメントは必要であり，高齢化社会における介護予防などのヘルス事業の重視とともに，訪問などによる栄養指導は必ず必要とされるようになる．食事ケアに対する必要な技術と知識の普及により，アセスメントから浮かび上がった課題に対し，多職種が連携・協力し解決する，あるいはサービス担当者会議で詳細なケアプランが決定され，効率的にサービスが提供されることが望ましい．

介護老人保健施設における食事・栄養ケアの実際

1. 食に対するサービス提供の考え方と取り組み

　介護老人保健施設は，入所者・通所者を含めさまざまな状態の在宅高齢者が利用している．加齢とともに食べる機能も徐々に低下していくだけでなく，施設の入退所を繰り返しながらも在宅生活を継続している高齢者など，環境の変化やちょっとした体調の崩れから身体，精神両面の機能低下へと結びつきやすい．そうした機能や日常生活動作（ADL）の低下を正しく評価し，食べる機能の維持，改善の必要性を十分に判断して，在宅復帰あるいは維持のためのケアプランを作成する必要がある．ケアプラン作成に関しては施設ケアプラン作成のためのアセスメントシート（表2)[3]のほか，各職種も独自のアンケートやチェックシートを用いて専門分野の評価を行い，情報交換を行っている．特に施設では，栄養士によって栄養管理が行われており，咀嚼・嚥下能力や疾病，高齢者の嗜好と栄養バランスなどを考慮したメニュー作りが行われている．

　食事形態では，各個人に合った形態的特徴と成分的特徴をもつ食事が提供さ

表 2 包括的自立支援プログラム・ケアチェック表[3]

I．食事・水分摂取等に関するケア				要介護者等の氏名：			
ケアの内容		参考	現状 提供／家族	予定		ケア提供の場所/使用用具等	
調　理	調理		■	●	食事の場所	食堂・ホール	○
準　備・後始末	食事の準備・後始末		■	●◆		居室（ベッド以外）	
	おやつの準備・後始末	○	■	●		ベッド・布団の上	
	飲み物の準備・後始末		■	●		その他：	
食事等の摂取介助	食事中の見守り		■	●◆	食事の区分	一般食	○
	食事摂取一部介助					糖尿食（　　　）kcal	
	食事摂取全介助					その他の特別食	
	おやつ中の見守り	○	■	●◆	主食	普通食	○
	おやつ摂取一部介助			●◆		粥食	
	おやつ摂取全介助					その他：	
	飲み物摂取介助				副食	普通食	○
	食事・水分摂取量のチェック		■	●◆		刻み食	
経口流動食	経口流動食の準備・後始末					ミキサー食	
	経口流動食の実施					その他：	
経管栄養	経管栄養の準備・後始末				食事用具	食事用エプロン	
	経管栄養の実施					滑り止めマット・シート	
	チューブの交換・観察					カップ・コップ・湯のみ	
輸液・輸血	点滴・IVH・輸血の準備・後始末					吸い飲み・薬のみ	
	点滴・IVH・輸血の実施・観察や調整等					自助具	
	点滴・IVH・輸血中の固定等					その他：	

要介護者等の健康上や生活上の問題点及び解決すべき課題等			
問題点や解決すべき課題等	有	立案	具体的内容/対応するケア項目
①本人の訴えや希望			②朝食の時間が遅くなるため，昼食はバナナやジュースの軽食になる．予定介護者が午後から仕事に出かけるため，昼食を見守ってほしい．
②家族の訴えや希望	○	○	
③医療面での指示・管理等			
④代替ケアの可能性			
⑤調理面での問題等			→ 昼食の介助
⑥摂取動作面での問題等			
⑦咀嚼機能面での問題等			
⑧嚥下機能面での問題等			
⑨摂取量面での問題等			
⑩体重の変化（増減）			
⑪食事の好み（好き嫌い）			
⑫その他の問題等			

※代替ケアとは，自立支援あるいはQOL向上のために，他のケアの導入を検討．
- ●：老人保健施設○○○　——通所リハビリテーション
- ◆：医療法人○○○　——訪問介護
- ■：訪問介護ステーション——訪問看護
- ▨：老人保健施設○○○　——介護老人保健施設

れる必要がある．施設では，常食，軟食，流動食，ミキサー食，刻み食，とろみ食など，経口栄養の保持のために食事形態に関する工夫が重要なポイントとなる．介護に携わる職員は，含有される栄養素などそれぞれの特徴を知り，食事介助方法の検討が必要である．しかし，施設などでは長期に軟食を用いることもあり，栄養補助食品なども併用し，栄養補給に配慮するなど栄養状態の低下には十分な注意が必要である．

　嚥下障害では，段階的な嚥下食の提供が考慮される必要がある．できるだけ口からの摂取を継続できるよう工夫しているが，経管栄養の場合も機能回復のための訓練や摂食訓練の導入や経口摂取への切り替えの検討も必要となる．

　また慢性疾患により食事の管理が必要な場合，特別食として減塩食，腎臓食，肝臓食，褥瘡食などの基準を設け提供している．高齢者は個人差が大きいため，個人に合わせて計画的・総合的な食事の提供が必要となる．

　食欲不振の訴えの原因には，消化器官の機能低下，運動不足，間食のとりすぎ，精神的ストレスなどいろいろな要因が考えられる．高齢者の食欲低下は，はっきりとした原因がわかりにくいため，解決できそうな問題があれば，まずそのことを除去することから始める．食欲は食事環境と大きな関係があり，料理の内容や食事の雰囲気，介助者の心遣いなどによっても大きく左右される．日頃，喫食量の低下している人が，お花見などの外出行事のお弁当では全量摂取したり，おかゆしか食べない人が，お寿司や天ぷらといった人気の献立では食欲が増したりと，施設などではよく経験することである．高齢者が生命を維持するためのものであるという基本を忘れずに，盛り付け方法，色彩，形器などにも気を配ることが必要となる．集団給食は，個々の体調や嗜好に合わせた食事といった面では課題は残されているが，選択メニューやバイキングなどの実施により，利用者が主体的に参加できる対応もなされている．

　在宅に向けてのリハのためとはいえ，施設という環境の中で暮らしていると生活が単調になってしまうおそれもあり，季節の変化を感じられるような行事食，イベントやパフォーマンスなど，一緒に楽しみながらの食事の提供に積極的に取り組んでいる．独居の在宅高齢者が，通所サービスを利用することで多くの人と一緒に食事ができ，料理を目で味わったり，調理にちょっとした工夫や配慮を加えることでこれまで食べられなかった料理が食べられるようになるなど，精神的満足が得られることも施設サービスの利点でもあると考える．

2. 食の準備としての口腔衛生

　要介護高齢者にみられる食事の問題では，歯・口腔のトラブルも忘れてはならない．しかし，残念なことに大多数の高齢者（もしくは要介護者）は口腔衛生には無関心であり，ADLの自立度が低下しているとさらに本人の協力が得られないことや，本人の訴えがない場合は特に見過ごされるなど，介護力の問題なども含めてその実施状況は十分ではないとされている．

　口腔の果たす役割は，食べる，話す，息をすることが大きなものであるが，機能的な問題以外にも精神的な問題も含まれる．

　口腔の障害には，①食べ物が食べにくくなる，②齲歯ができる（悪化する），③歯周病になる（悪化する），④歯や歯肉に疼痛や出血がみられる，⑤口臭が強くなる，⑥口腔粘膜や口唇が乾燥して切れたり，出血したりする，⑦爽快感が欠如して気持ちが悪い，などがある．

　また，全身に与える影響として見逃せないのは，①嚥下性肺炎，②病巣感染，③口腔そのものに病変が発生する，などがある．これらは介護する視点からみると，①食事時間が長くなる，②調理に手間がかかる，③口が臭くて困る，④よく発熱するなどで，口腔ケアは「おいしく食べられる」ことに不可欠とされている[4]．

　口腔ケアと嚥下との関係は，①嚥下の準備相である口腔機能の訓練になる，②舌のマッサージ効果があり，舌による食べ物の送り込み機能改善に役立つ，③口腔内を清潔にすることで味覚を鋭敏にできる，④意識レベルが低下している場合の覚醒効果がある，⑤食べ物や唾液の誤嚥に対して肺炎の予防効果が期待できる，などである．

　ADLの低下に伴い口腔機能も低下しやすいため，口腔ケアを実施することはさまざまな予防の観点からも重要である．施設の取り組みや個々のケースに応じた職員の理解も重要であり，研修会や介護教室なども開催し，職員だけでなく，本人および家族の意識も改善する必要がある．施設から退所後の生活に向けて，毎日の口腔ケアの必要性や意義について退所時にはおもに介護・看護スタッフが中心となり，家族指導を行っている．本人や家族などの介護者に理解してもらうような働きかけは，施設内だけにとどまらない継続ケアが必要である．

　食べる支援としての口腔ケアは，義歯のケアや口腔保清のみを目的とするプランではなく，自分で実施することに対する動機づけや口腔リハを兼ねたケア

プランが必要となる．作業療法士は，在宅における姿勢や方法および介助方法などの指導も行っている．作業療法（以下，OT）プログラムは，できるところまでは自分で実施する方法の指導や食事に対する動機づけ，あるいは意欲の継続を目的とする．

在宅での口腔ケアの目標は，セルフケアの能力を上げることが原則であり，食事の自立度を指標にし，また介護者の関わり方をもとに具体的な目標を考える必要がある．また，要介護者ではほとんどの場合，口腔機能と疾患の治療および予防についての歯科医学的管理が必要となるため，歯科をもたない病院あるいは施設の場合や在宅では，かかりつけ医に歯科医学的管理を依頼するなど情報提供を受ける必要がある．

3. 摂食・嚥下障害に対する作業療法士の役割
1) 食事に関する生活障害のアセスメント

摂食の問題や障害になっている原因を探るには，摂食のメカニズムを知らなければならない．それは嚥下反射の神経学的機構および呼吸・喉頭機能などを含む．食べ物を摂取し，体内に栄養分として消化吸収・排泄される過程（図1）でどのような障害を起こしているか問題点をチェックし，生活環境や食生活歴を含めたアセスメントを行う．摂食・嚥下障害は，本人・家族とも気づかない場合も多いので，質問紙や各種テスト法も適宜用いて適切な評価を行う必要がある．まずは，日頃の摂食・嚥下状態をよく観察しておくことが大切である．

OTアプローチにとって，特に食事動作開始の意思決定に関わる評価は重要なポイントである．意識レベルや痴呆の程度，食事の意欲，感情，視力および視野，失行，失認，コミュニケーションの状態などとの関連をアセスメントする．食欲不振などの問題は，身体機能だけの問題ではなく，生活あるいは社会環境などから精神・心理面の影響を大きく受けるため，生活全般から課題分析をする必要がある．日中の活動性や本人の意思が尊重されずに，一方的な食事の提供になっていないかを考える．本人の訴えや希望をよく聞くことはもちろんであるが，特にコミュニケーション障害が問題となる場合など，食事場面の摂取状況や食事介助の受け入れなどの観察には作業療法士も積極的に関わることで，心の動きを敏感に感じ，在宅生活を継続するためのケアプランとなるよう介入をしなければならない．

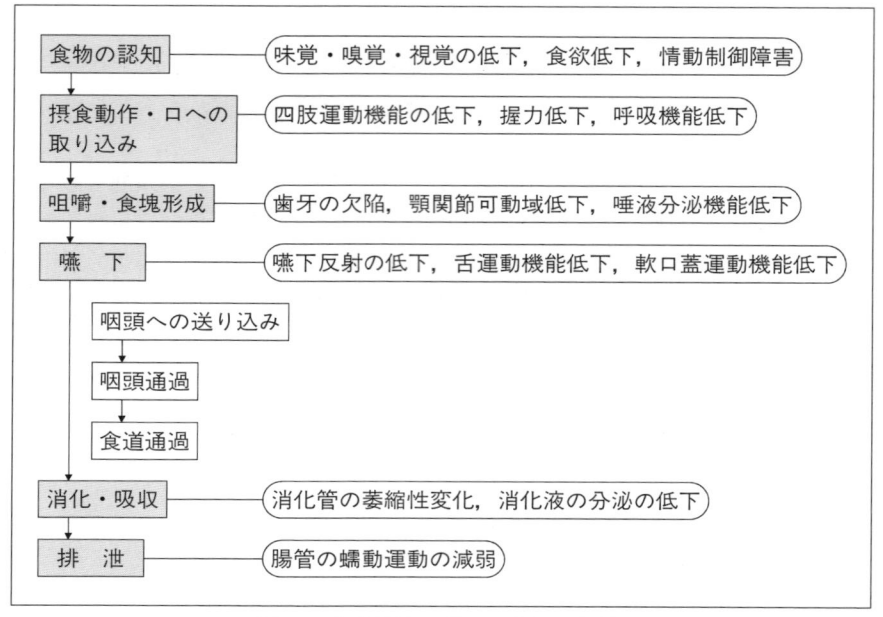

```
食物の認知 ─── 味覚・嗅覚・視覚の低下，食欲低下，情動制御障害
   ↓
摂食動作・口への ─── 四肢運動機能の低下，握力低下，呼吸機能低下
取り込み
   ↓
咀嚼・食塊形成 ─── 歯牙の欠陥，顎関節可動域低下，唾液分泌機能低下
   ↓
嚥 下 ─── 嚥下反射の低下，舌運動機能低下，軟口蓋運動機能低下
   ↓
    咽頭への送り込み
       ↓
    咽頭通過
       ↓
    食道通過
   ↓
消化・吸収 ─── 消化管の萎縮性変化，消化液の分泌の低下
   ↓
排 泄 ─── 腸管の蠕動運動の減弱
```

図1 食物摂取の過程と老化の影響

2）作業療法の具体的アプローチ

具体的アプローチは，生活環境や嗜好が異なるため個々に応じた工夫が必要となり，在宅では「生活の場」から考えられることなどがたくさんあって当然である．食事に対するアプローチは，改善を目的とするものばかりではなく，維持およびより安全で楽しみとなる食事を目指すものでなければ，高齢者にとってはストレスとなりやすい．高齢者の栄養，食行動の特徴を理解したうえで，きめ細かな配慮が必要である．ここでは，OTのおもな目的についてまとめることにする．

a．食べ物の認識・食欲の改善

認知症高齢者や脳卒中などで覚醒レベルの低下している場合では，食べ物を認識することが困難となる．まず，刺激を増やす，座位の耐久性を向上させる，など生活のリズムづくりから始める．目的をもった離床プランとなるようOTプログラムを組み込み，食事前に疲労していることのないように1日のタイムスケジュールに配慮することが大切である．

全身状態が悪く，食事摂取に問題がある場合は，食事や水分摂取量のチェッ

クから，本人のペースに合わせることや介助方法に対するケアプランの検討がポイントとなる．食事介助の準備として安全な姿勢をつくり，食事の声かけやお茶の介助をして口腔内を湿らせ，食べやすい状態をつくる，あるいは食前のマッサージや嚥下体操も効果的である．訓練では，刺激の種類や方法，基礎的間接訓練としてマッサージや咽頭舌根部，口唇，顔面皮膚の神経・筋肉の賦活化を図る．本人の協力や参加が得にくい場合は，反応をよく観察し，意思を確認しながらゆっくりと進めることが大切である．

また，味覚や嗅覚の低下に対しても配慮が必要で，食事内容を伝達し，さらには食欲が刺激されるような声かけや関わりが要求される．

食べ物に関心がない，あるいは食べない原因を単なる食欲不振と決めつけるのではなく，食べられない，あるいは食べようとしない（拒食など）理由を他の生活障害と関連づけ，明確にすることが重要である．本人の自覚の有無にかかわらず，生活環境の変化や対人関係あるいは意思伝達の問題から引き起こされる不安，ストレスといった感情障害が原因となっていることも多い．食事に対するモチベーションの維持や向上に対するアプローチは，本人の習慣や嗜好調査などからの食事内容の工夫に加え，本人の訴えをよく聞き，心理的な配慮を図ること，食事の時間や場所などの環境調整もポイントである．

b．食事動作訓練・食事用具の検討

麻痺や失調，筋力低下など上肢の障害による食事動作の自立度や，摂取時間や摂取姿勢，摂取方法を評価する．箸の使用，食器の把持や固定動作による問題は，手指の巧緻性や握力・ピンチ力の訓練と並行して自助具などの検討を行う．

口へ運ぶための手の動作訓練で，手や上肢の筋力，タイミングや調子をとるなどの改善で食べこぼしや疲労の軽減を図る．使用しやすい食器，食事用具の選択や調理方法の検討が必要となる．手指の機能低下により，箸の使用で切り分ける，くずす，つまむ，すくう，ほぐす，そして口に運ぶといった一連の動作が不十分となれば，スプーンやフォークが用いられる傾向にある．しかし，高齢者では口や顎の開きが小さくなったり，嚥下機能の低下もあるため，能力に応じて，一度に口に入れる量（スプーンの大きさや形状など）や入れ方，食べやすい大きさに検討を要することとなる．

視覚障害の場合は，食器の位置を一定にする，見落とさないように確認するなどのプランとなる．失行のある場合は，具体的に食事動作を引き出すような

声かけや，食器を持ち誘導することも必要となり，見守りと介助をしながらも自力摂取を働きかける配慮をする．

c. 食事の姿勢保持・修正の改善

座位バランス，体幹筋力，体幹の関節可動域（ROM）などの機能から，食事をとる姿勢と肢位についてアプローチする．座位保持の安定を図るため，できれば端座位にてかかとをしっかり床やフットレストにつける，または枕やクッションなどを使用し，脊柱が曲がって崩れないように，しかも活動しやすい姿勢を確保する．体幹が安定することで，頸や上肢のコントロールの改善につながる．食事前は，環境を整えてリラックスさせ，全身の筋緊張が高くならないような姿勢にする．特に，頸部の後屈などは誤嚥などのリスクにつながるので，注意が必要である．

食べ物の取り込みや送り込みに障害がある，または起き上がりが困難でむせやすい場合，ティルティングタイプの車椅子や30°仰臥位で頸部前屈で体位を整え，頭部を安定させることがポイントである．また，テーブルと椅子との高さにも注意し，摂食動作で疲労しないよう配慮する．高齢者では，胃食道逆流現象も注意を要し，食後の座位保持は誤嚥の防止となるため，耐久性の向上を目的とした訓練も重要である．

d. 摂取・嚥下機能の維持・改善

口への取り込みでは，口唇と歯で口中に食べ物を取り込む際，「開いた後に閉じる」という口唇の開閉機能が必要である．また，食べ物のこぼれや流涎（唾液）の量などを観察する．口唇の閉鎖機能に障害がある場合，訓練として口唇・舌のマッサージ，皮膚（頬部）のアイスマッサージ，唇の体操，発音訓練などを行う．

高齢者の場合，口腔内の食べ物を飲み込みやすいように整えることができず，特にパサパサしたものは飲み込みにくいため，食材の検討が必要となる．水分は誤嚥しやすく，注意が必要である．舌や歯，顎を使って咀嚼動作を繰り返すうちに，食物は唾液と混ぜられ，均一で飲み込みやすい食塊に整えられる．このため歯や口腔のトラブル，義歯の使用なども併せて把握し，解決しなければならない．舌や下顎の動きを観察し，基礎訓練としてマッサージやブラッシング，舌の運動，氷の角片をなめるなどの練習を行う（**表3**）[5]．

咽頭への送り込みや咽頭通過，食道への送り込み障害は，飲み込みの時間や口の中の食物残留やむせの有無，食後の咳などの評価を行う．咽頭を通過しや

表 3 摂食嚥下障害のポイントと訓練[5]

過程	ポイント	基礎訓練	摂食訓練
食物の認識障害	・覚醒している ・食物に反応する	・口腔ケア ・のどのアイスマッサージ ・触覚,味覚刺激 ・散歩,声かけ,座位訓練	・行わない
口への取り込み障害	・口唇や前歯で食物を取り込み,口腔内に保持する ・口唇,下顎の力がポイント	・口唇や頬の運動 ・パ行,マ行の構音訓練	・下顎の挙上と口唇の閉鎖を介助 ・30°仰臥位頸部前屈
咀嚼と食塊形成障害	・食物を咀嚼し,食塊を形成する ・舌,下顎,頬の力と巧緻性がポイント	・舌,下顎,頬の運動 ・タ行,ラ行の構音訓練 ・スルメをかむ練習	・30°仰臥位頸部前屈 ・嚥下食 ・健側に食物を入れる ・麻痺側の内頬に食物がたまるときは頬を押す,プロテクターを内頬に入れる
咽頭への送り込み障害	・舌背を口蓋に押しつけて食塊を咽頭へ送り込む ・舌の動きがポイント	・舌,下顎の運動 ・カ行,ラ行の構音訓練 ・舌背を口蓋へ押しつける	・30°仰臥位頸部前屈 ・食物を直接奥舌へ入れる ・下顎の固定と口唇閉鎖を介助
咽頭通過,食道への送り込み障害	・食塊が咽頭を通り,食道へ送り込まれる ・諸器官の随意性やタイミングのずれ,食道入口部の開きがポイント ・咽頭残留,誤嚥の有無をみる	・のどのアイスマッサージ ・空嚥下 ・呼吸訓練,排痰訓練 ・頸部のリラクセーション ・ブローイング,押し運動 ・嚥下反射促通手技 ・メンデルゾーン手技 ・バルーン拡張法	・30°仰臥位頸部前屈 ・複数回嚥下,交互嚥下 ・横向き嚥下とうなづき嚥下 ・息こらえ嚥下 ・嚥下反射促通手技 ・頸部突出法
食道通過障害	・食塊が食道から胃に入る ・食道蠕動,下部食道括約筋の働きがポイント ・貯留や逆流の有無をみる	・空嚥下	・体位を起こす ・複数回嚥下,交互嚥下 ・食後座位を保つ

表 4 嚥下障害の間接的訓練法

訓　練	方　法	回　数
1. 深呼吸	大きく息を吸ってゆっくり吐く	3回
2. 首の体操	首を前後にゆっくり倒す	5秒ずつ2回
	左右にゆっくり倒す	5秒ずつ2回
	大きく左右にくるりと回す	2回
	肩をぎゅっと上げてだらりと降ろす	3回
3. 口の体操	口を大きく開ける・閉じる	5回
	唇を前に突き出す・横に引く	5回
	舌を出す・引っ込める	5回
	舌先を左右の口の端につける	4回
4. 声の体操	息をたくさん吸って	
	「あー」とできるだけ長く発声	2回
	「ぱぱぱ……」とできるだけ速く言う	10回
	「たたた……」とできるだけ速く言う	10回
	「かかか……」とできるだけ速く言う	10回
5. 咳払い	息を吸って強い咳払い	2回ずつ2回
6. のどのマッサージ	氷水で冷やした綿棒でのどの奥をなでる・唾を飲む	10回
7. 深呼吸	大きく息を吸ってゆっくり吐く	3回

すくするような調理としてミキサー食，ゼラチンタイプ食や増粘剤の利用などが考慮される．

食塊の咽頭通過には，嚥下反射が必要であり，訓練として，のどのアイスマッサージや頸部の筋の緊張をとるために他動的リラクゼーションや嚥下体操を行う（表4）．

在宅や施設では嚥下障害と診断されても，食事に集中し，少量ずつゆっくり食べられる環境を整え，口腔ケアを徹底することで経口摂取を継続させることは可能である．高齢者の場合，嚥下機能の低下は十分考えられるとして，安全で食べやすい食事の配慮が必要である．最終的なゴールを考えて障害の程度に応じてあるいは一時的な低下の場合でも，栄養士と連携し，段階的な介護食や嚥下食の提供を検討し，食べながらの訓練を行う．

在宅では，食事の準備に手間がかかるなどの問題点はあるが，最近では市販の高齢者向けの介護食品も手に入れやすくなっているため，在宅のほうが1対1の対応がされやすいこともある．

e. 食事指導・家族指導

食事は，主体性の発露ともいわれるほど，すべてのADLの主体性を引き出

す行動となる．食事のモチベーションを維持するためにも，健康な食生活が継続でき，自分で食べられる工夫について指導する必要がある．食事介助の必要な場合は，環境整備，姿勢，時間や介助者のゆとりなど具体的方法についてのポイントを指導する．また，安易に刻み食にすることが多いが，かえってすくいにくく，こぼれやすい，食塊をつくりにくい，のどに残る，などの問題もあり，嚥下障害を伴う場合は食べにくいばかりではなく，危険であることなども注意を促す必要がある．

また，口腔機能維持・改善のために，自分で，あるいは家族ができるように口腔衛生や口腔ブラッシング指導なども同時に行う．このように，食事の準備や食事介助も含め，家族の協力も必要不可欠となるため，介助方法だけでなく，食生活に関する課題やリスクについても，十分に説明することがポイントである．

食事に関する指導は，生活意欲や自己管理能力を高めることとなり，生活指導の一環として生活の質の向上を目的とした継続的な作業療法士の関わりは重要と考える．

介護老人保健施設における作業療法の実践報告

1．事例の概要
事　例：Y.T. 女性（80歳）．
病　名：脳血栓症，脳血管性認知症，難聴
要介護度：4
病　歴：2000年2月，脳血栓症後ADLが低下し，著明な運動麻痺は認めなかったが，同年8月傾眠および37℃台の発熱があり，左下葉肺炎の既往あり．入所時全身状態が低下し，移乗・移動全介助，歩行不可，食事摂取全介助となり，左踵部に褥瘡があり，下肢浮腫も著明であった．精神機能面ではアイコンタクトがとれず意思疎通不可，家族の認知も不十分で，時に移動介助時の関節の痛みに対して「痛い」の発語がある程度．視力，聴力ともに低下していた．

介護老人保健施設入所：2000年12月2日〜2001年3月27日

2. 食事・栄養における問題点
①食べ物を認知できない（食事を見ても触れても口を開けない）．
②大きく開口ができず，食事摂取に時間を要す（口に触れれば口唇をなめる程度で，固形物が食べにくく，口唇から奥舌への送り込みも時間を要する）．
③水分・食事摂取量の低下により低栄養状態となる危険性がある．
④義歯が合わず，装着も困難となっているため使用していない．

3. 初期ケアプラン
・食事・水分量のチェック．
・食事量の減少によっては，高カロリー食の補食．
・本人のペースに合わせて無理に摂取させない（はしでの摂取介助を好む）．
・全粥，超刻み食（肉のみペースト），水分は増粘剤使用．
・OTによる感覚刺激・口腔・嚥下訓練．
・舌の清拭．

4. OT目標
・意識レベルおよび摂食に対する認知の向上
・座位耐久性の向上と離床の促進
・家族支援

5. OTプログラム
①ROM訓練：首・肩・四肢
②嗅覚刺激，冷覚刺激（12月6日〜3月23日）
③口腔・嚥下訓練（12月26日〜3月23日）
　ア）嚥下に関する筋群の訓練：舌・口唇の機能訓練，口輪筋などのマッサージ
　イ）嚥下体操：頸部周囲筋のストレッチ
　ウ）摂食訓練：冷水，水分（お茶・紅茶など）とおやつ摂取

6. 経　過
　入所時は微熱があり，食事量だけでなく水分摂取量も少なかったため，全身状態も不安定であった．身体機能としては著明な麻痺はないが，随意的な動作

はみられず，ほぼ寝たきりの状況であった．そのため廃用性症候群の予防と，家族のニーズでもある食事摂取機能の維持・改善に対してケアプランが作成された．

入所時には，高カロリー食の補食を2週間実施した．摂食訓練を開始するにあたり，カンファレンスを開催し，精神機能を抑える薬物の影響も考えられたため，精神安定剤投与の中止や食事介助方法の統一について検討した．食に対する作業療法士の関わりは，意識レベルが不確かな状況での食事介助は誤嚥しやすいと考え，直接的な摂食訓練は週3回おやつの時間を利用して開始した．介護の場面では全介助となるが，OT場面ではできるだけ摂取前の刺激に時間をかけ，頬，頸部のマッサージから座位訓練，香り（嗅覚）の刺激などのアプローチや食べ物の認知と，わずかでも自己による食行為に対するアプローチを心がけた．意識が明確な時は，コップやおやつを把持させれば，一口程度ではあるが口元まで持っていく自己摂取動作もみられた．

おやつの内容はヨーグルト，ゼリーや蒸しパンなどで，開始当初は，ゼリー1カップと200 mlの水分摂取に約40～50分を要していた．水分は本人が好きな紅茶や時には冷たいスポーツ飲料などを利用した．スプーンは10 ml程度のものを利用し，ゆっくりと動かすように注意した．

約2カ月経過し，口腔内の残歯からの出血と，口輪筋の萎縮や上唇の落ち込みが観察されたため，医師および家族と相談のうえ，歯科受診にて歯の治療と義歯を作製する．おやつの摂取時間も徐々に15分程度になり，スプーンやおやつの大きさに合わせた開口が可能となってきた．訓練中に「ありがとう」「冷たい」「熱いな，やけどする」などの自発言語も増え，アイコンタクトも改善がみられた．義歯が完成したため，超刻み食やとろみ食だけでは咀嚼機能の改善は図れないと考え，バナナやトマトなどを使用して評価・訓練を実施した．このころより家族には積極的に経過を話し，改善していることを伝えた．

3月に入り，在宅に向けてのアプローチとして栄養士と相談し，副食を超刻み食，ペースト食からミキサー食へと変更した．これは在宅でも家族と同じメニューを工夫すれば摂取可能であることを家族が理解し，介護食を作ることへの負担感を軽減する目的があった．その後，昼食も20分程度の時間で摂取可能となり，口唇の動きにも改善がみられた．家族による食事介助では摂食状況も良く，全身状態も安定しているため，短期間の在宅を決定した．

退所時の家族指導は，看護・介護職員から入所時のケアプランの経過と現状

から無理のないケアについて説明した．作業療法士は在宅における安全な食事介助の方法（姿勢，食事用具など）や介護食についての工夫，義歯の装着についてや移乗介助，離床のメリハリをつけた生活と座位の耐久性の目安などを，栄養士は1日に必要なカロリー摂取量やミキサー食などについての指導を実施した．

退所後，通所リハにて，OTアプローチは入所時と同じ訓練プログラムを継続した．家族の心配は，在宅では刺激が少ないことによる精神活動の低下や食事介助に対する負担であったが，表情も穏やかで施設入所時より反応も良く，安定していた．家族に対する精神的負担の軽減のためのアプローチとして，食事摂取量および水分量や排尿・排便の有無について情報交換し，生活リズムや自発的な言動についての観察に注意した．在宅では食事摂取量も維持され，家族からの食事介助に対する不安や負担感は訴えられなかった．

7．考 察

事例は，意識レベルが日によっては低下し，全身機能も低下している重度のケースである．認知レベルの回復的アプローチと口腔機能の改善，さらには生活への具体的アプローチを実施した．食事介助や口腔ケアに対する拒否が強く，開口しないため清掃マッサージも十分行えず，間接的訓練も頸部周囲筋のストレッチと感覚刺激などからゆっくり開始した．

摂食訓練の導入として，唇をなめることは可能であったため，舌の動きを誘導する目的で，紅茶に甘味ととろみをつけ利用した．適当な粘度があり，舌や口腔粘膜の乾燥を防ぎ，抗菌作用もあるなどの理由から，在宅では蜂蜜などを利用したマッサージも効果的と考える．

おやつを用いた直接訓練では，ストレスにならないようその日のペースを受け入れ，情緒の安定を図る必要がある．そのためにも作業療法士自身が実際の食事場面でも定期的に評価を兼ねて食事介助を行い，介助方法の工夫なども具体的に調整することが必要であった．

意識レベルの改善により，笑う，話すなどの情動表出もみられるようになり，全身状態の回復に伴い，徐々に食事摂取量の改善や摂取時間の短縮がみられ，介助量の軽減となった．在宅に向けての取り組みは家族への橋渡しも考慮に入れて施設ケアプランが作成・変更され，チームケアにより現実的な問題解決につながったと考える．

さらに本事例の場合，在宅では家族との交流が本人にとっては最良の環境であり，食事摂取も問題とはならなかったことからも，施設入所がもたらす精神面や環境の因子の大きさが明確となった．しかし今後も，全身機能低下に対する管理・予防は重要であり，機能維持のための口腔機能訓練と，食事の全面介助によって動作の認知障害進行が危惧されるため，食べ物の認知や自己摂取動作に対するアプローチを継続するとともに，嚥下機能の低下にも，十分着目しなければならないと考えた．

おわりに

在宅高齢者の場合，疾病によって急激に起こる嚥下障害よりも，ほとんどがさまざまな因子から徐々に起こった食の障害である．単に食欲不振ととらえただけでは，問題は先送りになってしまい，対応が遅れる．原因究明と，どの時点から各職種が専門的に関わることが重要であるかなど，介護保険制度下ではケアマネジャーおよび各サービス機関において的確な評価が必要とされる．

医療機関では，摂食・嚥下障害のリハには言語聴覚士が中心に関わることが多いが，在宅や施設の高齢者では作業療法士も関わる機会が多くなってきている．作業療法士はおもに摂食動作における上肢の操作性，姿勢の改善や，食事環境の改善として食卓・椅子，食事用具・食器などの選択の評価・指導を行っているが，今後は施設や在宅における自力摂取が困難な事例に対してのケアプラン参画により，評価方法や機能維持のための訓練技術・介護工夫の習得が必要となってきている．安易に経管栄養や静脈からの栄養補給に頼らないようにするためには，食べる機能の低下を補う技が必要である．

最近では，在宅向けの介護食を商品化するメーカーが増えてきており，手軽に利用でき，介護者の負担軽減に結びつくと思われる．今後さらにニーズが高まると考えられるため，栄養価が高く，食べることにストレスを感じない味や食感，色彩，種類などを考慮した商品開発に期待したい．

また，高齢者の摂食・嚥下障害では痴呆や意欲低下のため，思うように訓練を進められないことが少なくない．在宅生活を継続しながら，食べる機能回復のチャンスがもてることや幅広い視点からのアプローチが必要とされ，あきらめず，できることを少しずつ毎日続けることが重要であると考える．

引用文献

1) 厚生省老人保健福祉局老人保健課（監）：高齢者の栄養管理マニュアル―経口摂取の維持をめざして．pp.60-61，厚生科学研究所，1996
2) ジョン N モリス，池上直己（編著）：在宅ケアアセスメントマニュアル．p.135，厚生科学研究所，1996
3) (社)全国老人保健施設協会（編）：全老健版完全マスター 包括的自立支援プログラム―フォーマットと記入方法．p.162，2000
4) 施設口腔保健研究会，日本口腔疾患研究所（監）：口腔ケアQ＆A．p.19，中央法規出版，1997
5) 金子芳子，千野直一（監）：摂食・嚥下リハビリテーション．p.193，医歯薬出版，2000

参考文献

1) 藤島一郎：口から食べる―嚥下障害Q＆A．中央法規出版，1997
2) ヘルスアセスメント検討委員会（監）：ヘルスアセスメントマニュアル―生活習慣病・要介護状態予防のために．厚生科学研究所，2000
3) 医歯薬出版（編）：からだの不自由なお年寄りの食事―つくり方と介助．医歯薬出版，1994
4) 柿木保明（編）：臨床オーラルケア．日総研，2000
5) 岡田澄子：嚥下障害のリハビリテーション．pp.28-31, GPnet, 1997.8
6) 柴田浩美：摂食の基本とリハビリテーションブラッシング．医歯薬出版，1998
7) (財)テクノエイド協会（編）：福祉用具プランナーテキスト―福祉用具の適用技術．三菱総合研究所，1997

11 精神障害者地域生活支援事業における食事の意味と援助

伊藤　善尚
Yoshinao Ito
(地域生活支援センターあさやけ)

Summary

　精神障害者は長期にわたり閉鎖的な場所に置かれ，非人道的扱いを受けてきた．精神衛生法，精神保健法と法律が改正されていくなか，少しずつではあるが，精神障害者の地域生活に目が向けられてきた．病院から施設そして地域へと，今まさに普通の人として生活をする時である．地域生活においては，生活支援がキーワードである．その生活の基本である「食事」をポイントに，その実際を現場の活動から取り上げる．

はじめに

　精神障害者において食事のもつ意味は大きく，病気を抱えハンディキャップをもった人にとって，食生活は健康管理や生活リズムの安定を図るうえでとても大切なこととなっている．
　まだまだ精神障害者に対する偏見・差別は大きく，それは治療や生活に長年にわたり影響を及ぼしてきた．戦時中には食糧難から餓死する患者も，他の病気での入院者よりもはるかに多かった．きちんとした治療が始まった昭和30年（1955年）代以降からは，病院における食事についても専門家によって改

善が行われた．以後，地域での社会復帰施設や作業療法，デイ・ケア活動においても食事は大きな意味をもってきている．さらに，安定した地域生活をしていくうえで，バランスのとれた食事の確保は欠かすことができない．

最近，地域に精神障害者を対象にしたリハビリテーション施設の一つとして作業所が多くつくられている．また数年前からは，厚生省（現厚生労働省）施策として地域生活支援センター（以下，支援センター）の運営も全国的に広がってきている．

現在，地域支援で中心的に行われてきている活動を通して「食」について考えていきたい．

地域で生活する精神障害者と食の障害

わが国には現在約200万人の精神障害者がおり，うち33万人が入院している．精神病の発病は思春期が多く，治療を受け，病状の安定が図れるころには30～40歳代になることも多い．当然，その親も年をとってくるし，将来のことを心配する．精神障害者の生活面での社会保障については，就労での賃金がない人は障害年金，生活保護などを受給して生活している．作業所や支援センターを利用している人の中にも受給している人が多い．

作業所における取り組みと食への関わり

作業所での作業を活動の中心としながらも，花見や納涼会，旅行，忘年会，餅つきなどの四季の行事も行ってきた．長い入院生活やアパートでの単身生活をしていて，作業所でのこのような行事に参加するのは本当に何年ぶりといった人も多かった．1980年頃の旅行は，民宿に無理を言ってさらに安くしてもらったり，花見にしても作業所でご飯を炊いて皆でおにぎりを作り，卵焼きとウインナー，お新香を用意して近くの公園に出かけた．今ほど通所者も多くなかったが，お金もなかった．しかし皆で作って出かけて食べたことが，今でも楽しい想い出として残っている．

忙しい作業の合間に行事を入れ，その行事にもいろいろと工夫をこらし，特

に食べる工夫は通所者の顔色や表情を変えた．毎日の食事は，単身生活者の男性は特に貧弱で，朝はほとんど食べず，昼は作業所に配達されてくる弁当，夜は食堂でラーメンやどんぶり物，まったく栄養は考えていない食事をしていた．

このような食生活の実態を聞いていたが，食生活の改善にまで手がまわらなかった．毎日配達してくれる弁当屋には定価よりも安くしてもらっていたので，さらに中身までは注文をつけられなかった．また，作業所の台所では10数人の料理を作るのは大変であった．しかし，「月1回でもいいから，あったかい手作りの昼食を食べたい」との意見が多くあがり，社会福祉協議会に要望してボランティアを派遣していただいた．食器も不用品を提供してもらい，不ぞろいながらも一応道具もそろえて昼食作りを開始したのである．

このようにして始めた昼食が，これほど喜ばれるとは思わなかった．「おいしい，おいしい」と本当に満足した顔が印象的で，食べ終わった矢先に「次はいつ」と言ってきた．ボランティアの都合や場所の問題もあって一気に回数を増やせず，当面は月1回だったが，さらにボランティアの協力を得て月2回へと増やしていった．

精神病院に長い間入院していた通所者の1人は，「病院の食事は冷めていたり，食器も味気ない．味はまずくないけど，ぬくもりが感じられない」と話した．この通所者の話が昼食作りをするたびに思い出され，メニューではなく「ぬくもり」が大切だと，そして月に1回でも多く作れたらと思う日々が続いた．

作業所での食に関わる活動への広がり

作業所は全国的に広がり，現在1,900カ所にものぼっている．その活動はさまざまで，企業からの下請け作業が中心であったが，仕事の確保が困難なことや単価が安いことから作業所独自で木工，和紙，縫製，皮細工といった自主製品作りを試行錯誤しながら行った．販路拡大も課題で，施設の行事や地域のお祭りやイベントに出店した．作業所の中だけではなく地域に出て行こう，そして市民ともっと触れ合おうと，積極的に外に出て行った．

また，行政とタイアップした活動として，食べ物の製造販売がある．公民館

やコミュニティーセンターなどの公共機関の一角に喫茶室が設けられることが多くなり，その運営を障害者施設に委託されることが増えた．精神障害者の場合，接客業は苦手ではないかといわれてきたが，一定のマニュアル化と回数を重ねることの慣れによって，比較的スムーズにできているようである．レストラン風にした作業所も運営され，メニューも豊富にそろえている．昼食時にはランチタイムメニュー，日替わりメニューも取り入れるなどの工夫をして，地域の人たちの憩いの場作りになっているところもある．また，高齢者や障害者の家に弁当の宅配も行っており，行政からの委託事業所にもなったりしている．

通所者は接客，調理，洗い場，配達と作業の内容も広がり，適材適所で働いている．お弁当の配達先のお年寄りの用事を引き受けたり，健康確認を行ったりと，その役割は大きい．これまでの下請け作業の工賃よりはるかに多い売り上げがあり，人との触れ合いを通して地域で生活していく自信と励みを感じるようになった人も多い．

ある作業所の活動としてレストランを開設するきっかけになった通所者との会話の様子を紹介したい．

集まってきた人たちで朝のコーヒーを飲みながらぽつぽつ話をし始め，「今日は何を作りましょうか」と昼食のメニューを考える．あるメンバーが料理の本を用意し，「これが食べたい」と言えば，発言してくれたことを大事にして，初めて作る料理でも一緒に買い物をしてトライしてみる．ある時は，「大根1本で何が作れるかしら」と，アイデアを出し合った．大根と生イカをしょうゆと酒で煮物にする．細長く切り，ツナ缶と合わせてサラダにする．豚肉と短冊に切った大根をさっと炒め，春巻きの皮で巻いて春巻きを作ってみよう．もったいないので，大根の皮もごま油で炒めてきんぴらにしてみよう．「そんなにいろいろなことができるのですか，おもしろいですね」ずっと静かにうつむいて座っていたリエさんが思わず顔をあげて笑っていた．一緒に買い物に行き，一緒に大根を刻む．共同作業をしているうちに心が和む．ぽつりぽつりと話もできる．そうして作っているうちに出来上がり，とてもホッとする．それを食べながら自然に話が出てくる．

今，このレストランは多くのボランティアを巻き込んで，地域の人たちと通所者との憩いの場にもなっている．その秘訣は味にこだわり材料にこだわり，雰囲気づくりにもこだわっていることだ．

そして、このレストランでの食事の満足度調査を行い、利用者のアンケートの集計結果が報告された。それによると味つけ、栄養のバランス、食材など食事の基本となる点で満足度が高く、食事を食べたことにより、以前より体調が良くなった、食べ物や健康状態に気をつかうようになったなど、食事が健康管理に大きな役割を果たしていることが報告されていた。

地域生活支援センターの取り組みと食への関わり

　支援センターは1995年（平成7年）、厚生省が発表した障害者プランで身体障害、知的障害と精神障害の3障害を対象に制度化された。人口30万人に2カ所程度とされ、筆者の所属する支援センターも精神障害者通所授産施設に併設して1998年に開設した。おもな活動は大きく3つあり、その1つめとして、年金や生活保護費を計画的に使うことができない人に、1日おき3日おきに本人と確認して生活費を渡す。また、休日などで服薬をつい忘れてしまう人に、薬を渡して飲んでもらうよう服薬管理をしている。さらに、精神病院への通院同行や就労に向けてのハローワークへの同行、調子の悪い人への家庭訪問も日常生活支援として行っている。

　2つめは、相談活動である。病気のことや家族のこと、友人や職場での対人関係、近所の人たちとの付き合いなど、生活についての悩みを気軽に話せる場所として多くの人が利用している。2006年度でも1万件を超える電話と面接相談があった。多い人で年間相談回数300回を超え、100回以上の人も12人いた。時間帯も長く、朝10時〜夜8時まで相談できることが利用しやすいようである。

　3つめは、交流活動である。昼から夜の時間にかけて自由に支援センターに来所でき、仲間同士の交流や読書、音楽鑑賞をしたり、パソコン練習、囲碁・将棋と、自分で余暇時間を過ごす場所として利用している。また、プログラムも夕食会や料理教室（図1）、生活技能訓練（SST）、施設訪問、四季の行事など多彩である。就労している人が夕方来所したり、調子の悪い人が休息場所として利用したり、在宅で家から外になかなか出られない人がちょっと出かける場所として利用している。これまで作業所は毎日通所できる人を対象にしてきていたので、病気が不安定だったり、1日頑張れない人の利用する場所がなか

図1　地域生活支援センターの料理実習　　図2　地域生活支援センターの夕食会

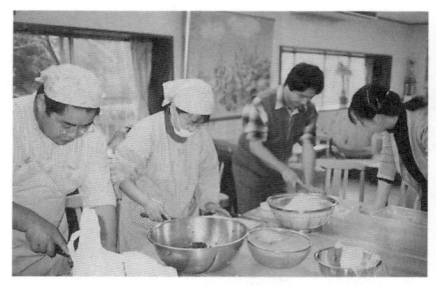

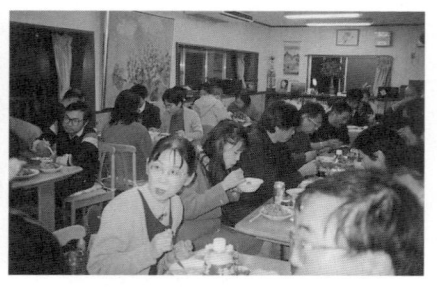

った．その意味でも支援センターの活動は，より間口を広げて広範囲に利用できるようになった．

　支援センターで今課題としているのは，施設や会社に所属していない人への健康管理である．利用している人の年齢は，40歳代，50歳代が多い．単身生活者は，食事の管理や健康面のチェックはほとんどできない．家族と同居でも親が高齢であるため，あまり世話ができない状況にある．そのため肥満，糖尿病，高血圧になったり，コレステロール，中性脂肪の数値が高い人やその疑いのある人，いわゆる生活習慣病予備軍が年々増えてきている．定期健康診断も受けていない人が多く，健康チェックも支援センターの役割となっている．向精神薬を長期間飲んでいるので，いくつかの副作用の症状も現れている．異常にのどが渇き，水分をとりたい．味覚が鈍麻し，味の濃いものを食べたくなる．特に甘いものが食べたくなり，そのために虫歯にもなりやすい．食事が健康破壊の大きな要因になっているともいえる．男性の単身生活者は，ほとんど外食か，コンビニ弁当である．食事代も限られているため，食べられる品数にも限りがあり，どうしても偏ったメニューになる．その偏ったメニューを注意する人もいない．作業所では，先に述べたように活動として昼食作りをしているところも多い．1日1食でもきちんとバランスのとれた食事が食べられることは，何よりの健康管理となる．

　単身生活者や障害者同士の既婚者にとっては，食生活はいつも悩みの種で，「つい好きなメニューばかり食べてしまう．家庭的な食事を食べる機会がほしい」との要望から，支援センターでは開設当初から介護支援事業所に手作りの家庭的な食事をお願いし，週1回ではあるが夕食会を行ってきた（図2）．回数を重ねるごとに好評で食数も増えていった．1回につき10数食だったのが

表 1　地域生活支援センターあさやけ利用者の日常生活状況

登録者数	156人（女性42人，男性114人）
年　齢	20歳代(17人)　30歳代(45人)　40歳代(48人) 50歳代(128人)　60歳代(16人)　70歳代(2人)
単身者の状況	・単身者：71人（女性50人，男性21人） ・夕食作り（自炊）：女性17人，男性10人 ・主に外食：女性2人，男性21人 ・主にコンビニなどの弁当：女性2人，男性19人 ・外食の平均値段：600円 ・コンビニなどの弁当平均購入値段：550円

今は40食近くになってきた．メニューも希望を時々聞いては，そのメニューを出してくれる．作る人と食べる人とのコミュニケーションもとれている．仕事帰りの利用者もとても楽しみにしていて，仲間と食事を通して出会えるのがうれしいと話している．

支援センターあさやけを利用している人の日常生活の状況についてみてみると，表1のようになっている．

地域で生活する精神障害者に対する食の援助

1．単身生活者の食生活
1）仕事をしている人の食生活の事例

朝8時30分ごろから夜8時ごろまで製造関係の仕事をしているHさん（40代）は，病気を職場には隠して働いている．時給が安いので長時間働かないと生活できないだろうと，会社も時給の安いことをいいことに長時間働くように話し，本人も断れずに仕事をしてしまっている．そのため，アパートには寝に帰るだけの生活が続いている．

食生活も当然不規則で，食事の内容も毎日決まってしまっている．朝は駅前のコンビニで缶コーヒーと菓子パン1個を店の前で食べ，急いで電車に乗る．昼ご飯は会社に配達されるお弁当を頼むが，日替わりのおかずがだいたい決まっている．夜は駅前の立食いそばを食べ，缶ビールを買って部屋で飲んで風呂に入って寝る生活をしているようである．「夜の食事が困る．疲れているので，

ゆっくり店に入って食べる気にはならない．これではいけないと思うが，面倒くさい気持ちが先に出てしまう．時には栄養のバランスのとれた食事が食べたいと思う．支援センターの夕食会が，もっと遅くまでやっていたらいいと思う」と話す．

〈関係者の意見〉

仕事の時間をもう少し減らし，眠剤も服用しているので，夕食をきちんと食べられるようにすることが大事．友人を誘って定食屋に行き，栄養を考えて食べてもらいたい．

2）高齢者の食生活の事例

67歳になり，精神病院を退院してから長い間アパートに単身生活しているが，自分のことはできるだけ人に頼らずに自分でやろうと思っている．介護保険も申請する気はない．午前中は病院のデイ・ケアに通い，訓練をして昼にアパートに戻る．夏はそうめん，冬はそばやラーメンをゆでて食べている．夜は商店街のそば屋や定食屋にその日の気分で行っている．栄養は考えているつもりだが，どうしても好きなメニューで，同じようなものを食べてしまう．あまり多くの量は食べられず，おいしいものを食べたいと思うが，値段が気になってしまう．

〈関係者の意見〉

今は健康で何でも食べられるようだが，今後のことを考えて担当保健婦と相談し，介護保険を利用してホームヘルパーや訪問介護を受け入れて，食生活や体調の様子をみてもらえるよう検討していきたい．

3）ある利用者が話してくれた単身生活の食事の工夫について

a．自炊の知恵

ご飯は炊き，おかずはそうざい屋やスーパーで買うのも手軽．レトルト食品も手軽で意外においしい．のりや卵，牛乳は冷蔵庫に用意しておくと手軽に使える．できたら電子レンジはあると便利である．

b．外食の知恵

和食，洋食，中華などの行きつけの店を決め，味や量についても希望を言えたり，世間話もできる関係になるとより楽しい．

c．コンビニ，スーパーなどの弁当の知恵

新しい弁当入荷時間が夕方4時過ぎなので，そのころに買いに行く．栄養分などを気にしながらカロリー，糖分なども商品の表示を見て買う．スーパーは

6時過ぎからの割引きをねらう．

2．食の援助
1）事例1
Oさん（65歳，男性），精神分裂病，単身生活，障害年金・遺族年金受給．

3年前ころまで作業所に通所していたが，仕事が大変だとか，他にやりたいことがあると言って，だんだんと通所する日数が少なくなってきた．手紙や詩などを書くのが好きで，年賀状，暑中見舞いを200枚以上も書き，好きな俳優や作家に送付している．妄想症状もずっと続き，「手紙をほしいといっている」と言って一方的に送っている．その文章を考えるのに時間がかかり，夜と昼の逆転現象が起き，生活リズムが乱れてしまう．食事も起きた時間，お腹がすいた時間と適当に食べていた．飲み物が好きで，ペットボトル飲料を1日に何本も飲み，たばこも吸い，夜には時々ビールを飲むというように，自分の好きなように生活をしていた．このような生活なので当然，向精神薬もきちんと服薬できなくなっている．

次第に夜遅くに向精神薬を飲み，次の朝は昼ごろまで寝ているといった生活が多くなってきた．金遣いもあらくなり，2カ月に1回支給される年金も1カ月足らずでなくなり，知人に借金をしてきたが，支援センターに相談に来たので，金銭管理を支援センターで行うことにした．1日の生活費も本人と相談したうえで決めて，3日おきに渡している．年金をもらうとお米だけは買っておくことにした．おかずはふりかけ，お茶づけ，のりなどを買い置きしておく．これまでに大きな病気をすることもなくきたが，年齢も高くなり，もう少し健康管理をきちんとしていくほうがいいのではと本人と話をして，毎日の食事について考えていくことにした．本人と確認したことは，

①1日3食は食べる．
②生活リズムを整えて，食べる時間を一定にする．
③できるだけ栄養のバランスを考えて食べる．
④支援センターで夕食がある時は食べる．

である．

生活リズムをつくるには毎日，朝起きてから行く場所がないと難しい．そこで作業所に再度通所するように勧めた．行かなくてはと思う気持ちはあるが，いざ出かける時になると足が重くなる．とりあえず朝起きて，散歩でもいいか

ら外に出ようと話した．朝の食事はパンと牛乳を中心にし，昼は外食で栄養を考えて食べる．できるだけ作業所に行くようにし，行けなければ支援センターに顔を出すことを目標にする．夜は7時ごろまでに食事を済ませる．夕食は外食，もしくはスーパーでおかずを買い，ご飯は家で炊いて食べることにした．精神障害者は，規則正しい生活を保つことが大切で，併せてきちんと食事を食べ服薬を怠らなければ，安定した生活はできる．Oさんも支援センターでの金銭管理や日常の生活援助，食事会によって，波はあるものの少しずつ生活の中身が改善され安定してきている．

2) 事例2

Aさん（40歳，男性），てんかん，単身生活，生活保護受給．

若い時は風俗店で働き，借金をつくったり，住居も転々とする生活をしていたようだ．てんかんの発作は小さい時からあったようだが，たくましく暮らしてきた．支援センターとの出会いは，精神病院を退院し，市内のアパートに転居して1年くらい後，生活保護担当ケースワーカーから相談があった．食生活，金銭管理，リウマチで入浴時に体を洗えないなどの問題があり，支援センターで生活支援をしてほしいとの依頼であった．

本人は性格も明るく朗らかであり，見学後すぐに利用し始めた．来所当初は，お金も1日500円程度しか使える余裕がなく，食事はインスタント食品を1日1食だけ食べていた．このような状況でも，優先させていたのはジュースとたばこで，昼間からテレビゲームをずっとやっている生活だった．まず本人と話し合いをし，生活の様子，生活費の使い方，今現在，何が困っているのかを聞いた．支援センターとしては金銭管理と夕食，入浴の介助を行うことにし，とりあえず毎日支援センターに来所することを確認した．

毎月入金される生活保護費を本人と振り分け，初めの1年は借金があって厳しい生活が続いたが，その後は本人の努力もあり，少しずつではあるが1日の生活費が1,500円になった．借金ももう少しとなり，生活にも張り合いが出て，毎日外で働きたいと意欲的になり，作業所で実習をし，時折発作もあるが通所を続けている．毎日夕方には支援センターに来て，皆と話をしたりゲームをしたりし，生活費を受け取って帰っている．昼食は作業所で給食を食べ，夕食は支援センターの夕食会で食べ，近隣の福祉ホームでも週1回食べている．リウマチは食事の改善によりだいぶ良くなり，入浴も自分のアパートですることができ，背中も洗えるようになった．

おわりに

　精神障害者対象施設には，専門職として作業療法士，精神保健福祉士が配属されているが，その数はまだまだ少ない．施設の職員数も数人であり，専門職の役割も明確化されていない状況である．職員配置は通所施設で5～8人の通所者に対して1人の職員であり，担当制で対応している施設が多い．通所者個人の処遇方針を生活面，健康面，活動面から具体的に本人と話し合って決め，職員全体でもそれを確認して進める．担当職員は日常の様子を把握し，定期的な面接を行い，処遇方針に沿って援助していく．本書のテーマである「食」については健康管理の面からのチェックも必要で，日ごろの食生活や服薬，体調，睡眠の様子を把握する．日常の健康面では特に敏速な対応が求められることもあり，家族，保健所，医療機関とは密接な関係が必要である．

　長期間の入院形態から数カ月間の入院へと最近の精神医療は変わってきた．また精神保健福祉法の改正（1995年）により，地域での生活支援が重視されてきた．作業所，グループホーム，地域生活支援センターがつくられ，少しずつではあるが，街中で普通に暮らすことが精神障害者も当たり前となっている．この「当たり前」を継続していくには，「支援」が大切である．そして，「医食職住」がキーワードとなる．「医」は医療であり，服薬を続けながら病気の安定を保っていく．「食」は食事などを通しての健康管理，「職」は働くところ，活動するところである．「住」は住まいである．

　これまでは地域の支え手としては，保健婦や医療福祉ケースワーカー，施設など職員，民生委員，家族であった．2002年からは精神障害者対象のホームヘルプサービスも制度化された．また，ここ数年，精神保健ボランティアが病院や施設で活動しており，新しい支え手である．地域生活の支え手が増えてくるなか，より生活に密着した支援が行われていけば，長年精神病院に入院していた患者が地域で生活するのも可能になってくる．地域生活を継続するにも日常の健康管理が大切であり，毎日の食事の内容は何よりも重要である．今後もこの点については留意していきたい．

参考文献

1) 伊藤善尚：街の風に吹かれて．自主出版，1999
2) 松浦幸子：不思議なレストラン．教育史料出版会，1999
3) 支援センターあさやけ：支援センターあさやけ1年半の活動から．2000
4) クッキングハウス通信「クッキッグハウスからこんにちわ」．2000

12 高齢者・障害者に対する食事調達のマネージメント

大丸　幸
Miyuki Ohmaru
(北九州市テクノエイドセンター)

Summary

　食べるという人間の当たり前の行為を療法としてとらえる作業療法士にできることは，高齢・障害者に対する食事調達支援の必要性，つまり意味づけとしてのアセスメントを行うことにあろう．次に，それを支援する諸動作として，食事調達方法のプランニングを列挙することになる．本稿では，食事調達マネージメントの実際として，統合失調症，妄想症，脳性麻痺，認知症，知的障害者の事例から，食事調達のマネージメントの必要性を整理し，意味づけを行った．今後，食事調達のマネージメントが，在宅福祉サービスをあてがうだけの地域保健福祉から，当事者の自立，生活の質の向上，社会参加を目指したマネージメントへと展開するためには，作業療法士自身が食事調達の技術論を確立していく必要があるだろう．

はじめに

　一人ひとりの高齢者・障害者がどこに住んでいても普通の暮らしができるようになるには，在宅福祉サービスを的確に提供することによって複合的なニーズを満たしていくことが求められている．なかでも食事調達のマネージメント

は，生活支援者の一人としての作業療法士にとっては密接な課題である．

ここでは，作業療法の援助の一つとしての食事の意味と，食事調達マネージメントによる高齢者・障害者の暮らしの支援の実際を提示することで，医療および保健福祉分野での食事調達のマネージメントと作業療法を展望したい．

高齢者・障害者に対する食事調達の必要性

作業療法の媒体としての食事の意味は，精神発達論的にとらえることができる．精神発達理論の元祖であるフロイトは，リビドーと自我の発達段階で，人は生後1年はもっぱら口唇，皮膚に本能満足の源泉が集中し，前半の時期では，温かく抱かれ，空腹時に乳が与えられることを求める．そのように愛されることが当然な存在（自己愛的存在〈narcissism〉）であるので，後半になって離乳期になると不満を起こし，母の乳房をかむこともある．この時期の発達が十分でなく，固着（無意識的なこだわり〈fixation〉）が起こると，自己愛的となり，将来，統合失調症，躁うつ病の素因になると考えられた[1]．

こうした精神分析的モデルに基づいた作業療法[2]では，固着した精神発達から解き放つことを目的とした治療活動を行う．口唇愛を満たす作業療法活動として，シャボン玉，湯茶を介した会話，吹奏楽器，調理などの本能を満足させる活動を利用する．また，ライフステージの発達段階に沿った成長を促していく治療活動として，食事調達を治療媒体として信頼関係づくりを行う発達診断学的アプローチ[3]という視点からの作業療法の取り組みなどがなされている．

こうした食事調達という行為を療法として取り組むのは，精神障害者だけでなく，高齢者，知的障害者，身体障害者やすべての人の生活の支援に共通することである．それは，食べるという行為が生活の基本であるということ，また食べるという人間の当たり前の行為を療法としてとらえるということが，生活の支援を療法として取り組むという作業療法の原点にあるからである．

食事調達の方法

次に，在宅の高齢者の食事調達の実態からみていこう．在宅高齢者にとって

は劣悪な食生活環境から疾病を発症し，また身体機能の低下をきたす可能性が高く，高齢者の疾病予防・介護予防という視点からも食事調達は重要な課題である．

ところが，高齢者の食生活の一側面を示す食品の購入行動調査[4]によると，ホームヘルパーへ依頼した購買量の総購買量に占める割合は5割以上と，本人自ら購入した，家族に依頼して購入した，小売業者に配達してもらった，の3者に比較して著しく高く，在宅高齢者がいかにホームヘルパーに依存しているかが明らかである．他方，献立から調理まで介入して食生活を支えるホームヘルパーが介入していない一人暮らしの高齢者の食生活形態では，食品購買頻度が少ない，食事内容が乏しい，摂取食品の偏りが生じるリスクが高い．その結果，栄養素摂取の低下をきたし，低栄養状態が生じるリスクが高いと推測できる．

こうした背景から，一人暮らしの虚弱高齢者や重度障害者に対し，栄養バランスのとれた食事を確保することによる自立の支援や，安否の確認を目的として家庭に食事を届ける「配食サービス」が全国で普及しつつある．こうした配食サービスに関わる作業療法士は，在宅高齢者のアセスメントに参画していくことから始めることになろう．在宅高齢者の食生活におけるアセスメントの中では，個々の高齢者がどのような食材を，どのようにして求め，どのように調理しているかの一連の流れを押さえ，どの段階で支援が必要なのかを把握することが重要である．そして，ケアマネジャーが策定するケアプランの中で，ホームヘルパー，訪問栄養指導員，あるいは作業療法士自身が行う具体的支援について記載し，高齢者個人に対応する食生活支援の具体的な手段と内容をケアプランに反映させる必要がある．

こうした食生活支援のチームの中で作業療法士にできることは，食事調達の一連の流れから食事調達の支援を必要とする意味づけとしてのアセスメントと，それを支援する諸動作としてプランニングを列挙することであろう．高齢者の生活支援の実際は，食事・排泄・更衣・整容・入浴・移動・住宅環境・福祉用具・外出などにおける高齢者個人の自立能力や，介護・家事など家族が支援できる力，生活状況・コミュニケーション・安全管理能力などの生活環境・経済面などのアセスメント[5]も加味したうえで，包括的なアセスメント結果をチームと共有しながら，ケアプランの実際を策定していくことになる．また，身体・精神機能および医療・健康面では，主治医が記載すべき指示書中の特記

事項の中から，基礎疾患との関連事項として栄養面の支援の必要性を明確に記載し，栄養士や訪問看護師などとの連携のもとに居宅栄養管理指導を積極的に推進するという視点も必要になる．

食事調達における留意点

　食事調達には，口腔衛生と食事介助の視点も必要になる．北九州市テクノエイドセンターは，福祉用具の専門拠点として位置づけられているが，老人介護の実習などを通じて地域住民への介護知識，介護技術などの普及を図るとともに，「高齢化社会は国民全体で支えるもの」という考え方を地域住民に広く啓発する事業として，「介護実習・普及センター事業」も実施している．そのために，一般市民から専門家までを対象に必要な介護技術の実際を体験学習する介護講座[6]を実施しているが，口腔衛生と食事介助の講座は介護講座の基本シリーズに位置づけて重要視している．介護講座では，高齢・障害児（者）と食事の関係では，おいしく「口から食べたい」，そのための口腔衛生のチェックポイント（表1）と，食事介助の留意点（表2）を大切な視点として，介護実習を行っている．

　そこで，食事調達の過程（食事調達の発達的視点と一連の動作活動）を分析し，作業療法士の立場から食事調達の過程で必要となるアセスメントと食事調達方法のプランニングについて，留意点を整理する．また，高齢者の在宅福祉サービスで訪問給食や触れ合い昼食会といった地域の活動が盛んになりつつあるので，在宅高齢者の食事調達上の留意点について触れておく．

1. 作業療法士の関わりの視点

　作業療法士の立場から食事調達に関われる点は，食事調達の必要性のアセスメントと食事調達方法のプランニングである．

1）食事調達の必要性のアセスメント

　①本人の食事調達を支援する理由は何か（その意味づけを②〜⑧で考える）．
　②精神発達的観点から，口唇愛活動（oral activity：生後1年は口唇・皮膚に本能満足の源泉が集中する）を満足させるという精神療法としての取り組みが必要か．

表1 口腔衛生のチェックポイント

以下の1〜7の項目についてチェックしましょう
1．唾液の役割について知る 　①食べ物や食べ物の残りを洗い流す 　②口腔粘膜を滑らかにする 　③歯垢中の細菌が作る酸を中和する 　④歯の表面を強化する 　⑤抗菌作用がある 　⑥薬物などの排泄作用がある 　⑦咀嚼・嚥下・発音の補助
2．高齢になると唾液の分泌が低下し（健康な成人：1,000〜1,500 ml/日），薬の副作用などで口腔がさらに乾燥するので，口の中がネバネバになって食物の残りが付着し不潔になりやすい．
3．口腔ケアをしていないと，歯周病などで歯肉が退縮して歯根面が露出しているため歯根う蝕が多いし，歯と歯の間もう蝕しやすい．
4．歯はみがきを行わずにいると，自浄作用が低下し，付着物によって歯肉が炎症を起こし，歯はぐらつき，口臭が強くなる．
5．加齢や薬の副作用で味覚が低下し，口腔粘膜も菲薄化して損傷しやすく，自浄作用の低下などにより，舌に苔状のものが付着したりする．
6．口腔機能や自浄作用の低下により，義歯が不潔になりやすい．
7．虫歯や歯周病の原因であるプラークや歯垢は，歯ブラシでこすって取る必要がある．
支援の手順は，次の1〜4の点に気をつけましょう
1．歯みがきの準備 　①頭を高くし，ギャッジベッドは30°くらいに上げる． 　②ギャッジベッドがない場合，背中に座ぶとんを当て，ビニール袋を敷いた上に枕を斜めに置いて横向きにさせる．
2．歯をみがく 　①すすぐ力が弱い時は，歯みがき粉はつけない． 　②ストローや吸飲で水を口に含む． 　③衰弱して吐き出す力の弱い人は，指にガーゼを巻きつけて拭き取るか，綿棒などで拭き取る． 　④舌苔（真っ白）がある場合は，ガーゼやスプーンでこすり取る．
3．義歯の手入れ 　①洗浄液に義歯を浸して汚れを取り，流水でブラシを使って洗い流す． 　②義歯をはずした後は口内にただれ，歯肉炎などがないかを見る．
4．義歯の保存　①水を入れた容器に入れて保管する．
状況に応じた留意点
1．片麻痺の人 　①麻痺側の歯がみがけているかをチェック．
2．片麻痺や痙攣のある人 　①誤嚥に注意し，麻痺側の食べ残りは自分で出せないため点検する．
3．自分でみがけない人 　①綿棒，割りばしを使い，水歯みがき，うがい薬，レモン水などで湿らせて口腔内をみがく．

表 2 食事介助の留意点

寝たきり高齢者の場合

1. 食事作りのポイント
    ①動きが少ないので，消化吸収の良い食事とする．
    ②床ずれ予防のために良質の蛋白質を十分にとる．
    ③食欲があまりないので，嗜好を優先した献立にする．
    ④半流動で飲み込みやすい料理とする．
    ⑤汁物・スープなどは，むせないように寒天・ゼラチン・くず粉などを使用してとろみをつける．
    ⑥便秘予防のため，植物繊維を多く含む食品をとる．

2. 高齢者の特徴
    ①歯が悪く，よくかめない．
    ②唾液の分泌が低下する．
    ③飲み込む力が不足し，むせやすい．
    ④火傷しやすい．
    ⑤食べこぼしをしやすい．
    ⑥消化力が低下している．
    ⑦便秘になりやすい．
    ⑧脱水症状になりやすい．
    ⑨味覚・嗅覚の低下

3. 楽しい食事の工夫
    ①家族と一緒に食事がとれる工夫
    ②食欲をそそり，自分で食べられる調理方法や食べ方の工夫
    ③家族とのゆとりあるコミュニケーションは気分転換や刺激となる．
    ④食欲が低下して回復しない場合は原因を突き止める．
    ⑤食欲低下は体力低下や老化現象を早めるので注意する．

認知症性高齢者の場合

1. 食行動の特徴
    ①食事をしたことを忘れる．
    ②自分と他人の食べ物の区別がつかない．
    ③量の加減が分からなかったり，満腹感が失われる．
    ④異物（石鹸，生け花など）を食べる．
    ⑤1品ずつ食べる．
    ⑥主食と副食を混ぜて食べる．
    ⑦手づかみで食べる．
    ⑧食べ物や食器で遊んで，食べようとしない．
    ⑨目の前のものしか食べない．
    ⑩持続性がなくなり，食べることを途中でやめる．

2. 食行動の異常と対策
    ①異物食への注意：乾燥剤などは目につくところに置かない．
    ②食事をしたことを忘れる：「今ご飯を炊いていますよ」と話したり，少量の菓子をあげる．
    ③食べようとしない：口に入れてかむまねをしてみせたり，座席の位置を固定したりする．
    ④特定の皿だけに手をつける：視線の向く手元に別の皿をそっと移動する．
    ⑤過食ぎみの場合：少なめに盛り付け，お代わりをしてもらう．
    ⑥拒食の場合：小さな器に移し，少量ずつ出してみる．

③食べるまでの行為のどこを支援するかについての一連の動作活動が分析できているか．
④食事動作を支援する理由は，身体機能・精神機能・医療健康面・栄養面・家族環境・社会的環境などのどこにあるか．
⑤支援する理由が定まれば，それを支援する具体的な諸動作をチェックする（表1，2）．
⑥特に高齢者の場合は，どのような食材を，どのようにして求め，どのように調理しているのかに留意する．
⑦そのどの部分を家族やホームヘルパーまたは作業療法士などの支援活動とするのかの役割分担の調整をする．
⑧居宅栄養管理指導が必要かどうかを判断し，訪問看護婦や栄養士などと連携をとる．
⑨支援に必要な諸動作や諸活動の実際をチームでケア・プランに策定する．

2）食事調達方法のプランニング

次に，食事調達を支援する諸動作として，食事調達方法のプランニングを行う上でのポイントを挙げる．
①策定されたケア・プランを実行するうえでの留意点は何か（支援理由の焦点化を行う）．
②口腔衛生のチェックポイント（表1）．
③食事介助の留意点（表2）．
④本人の自立能力を生かしながら支援する．
⑤家族介護力の評価と家族支援の視点から，家族にできる役割を確認する．
⑥生活環境や社会参加の視点から，食事調達の方法と場の環境調整を行う．

2．保健福祉分野での食事調達のマネージメントと作業療法

在宅高齢者の食生活実態調査[4]によれば，寝たきり度J・A（生活自立または準寝たきり）の女性の独居高齢者（独居群）43例と，非独居高齢者（同居群）46例について，摂取栄養量の測定を主眼とした食生活実態調査を行ったところ，次のような調査結果が示されている．
①独居群は日常生活，食生活が不規則な者が多く，朝食，昼食の欠食が多くみられた．
②同居群は，日常生活，食生活が規則的で，欠食もごくわずかであった．

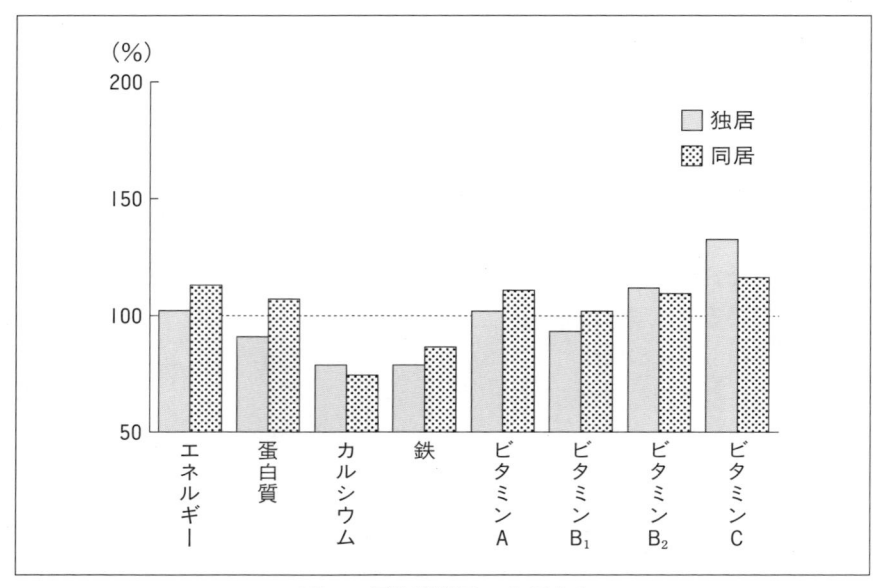

図 1　摂取栄養量の充足率[4]

　③独居群の摂取エネルギー量の平均値は，同居群のそれに比べ少ない傾向にあり，摂取蛋白質量の平均値は同居群のそれに比し有意に少なかった（1日の蛋白質摂取が70歳以上の女性の基準値とされる1.13/kg/日を満たしていない者が独居群の62.8％〈27例〉，同居群の52.2％〈24例〉にみられた）．
　④両群ともにカルシウム不足，鉄不足がみられた．
　⑤独居群では，食事時間の乱れ，欠食，歯痛がある者，炊事頻度の少ない者の摂取栄養量が少なかった．
　この調査結果から，独居群は同居群と比較して栄養摂取量が少ない状況がみられた．栄養摂取量低下の原因は多様であり，適切な支援対象者および支援策には，生活環境，食環境などを含めた栄養アセスメントと食事調達マネージメントの技術構築が必要と考えられる．これまでは，生活環境と食環境のアセスメントが作業療法士の役割とされてきたところである．しかし，本調査[4]による摂取栄養量の充足率（図1）に示すように，栄養素までを視野に入れた食環境アセスメントの取り組みについては，これからの在宅での生活支援チームの課題であり，作業療法士に求められる知識であることを再確認しておきたい．

食事調達マネージメントの実際（事例）

1．精神病院の保護室で過ごしていた男性への作業療法活動

　Aさんは統合失調症の診断で，強度の接近恐怖と突発衝動行動のために，精神病院の保護室で数年を過ごしていた37歳の男性である．

　保護室の中で終日を毛布に包まれて過ごし，三度の食事やわずかの室外誘導にも反応が乏しいAさんに対して作業療法が開始されたのは，Aさんが保護室で過ごすようになって2年あまりが経過していたころであった．Aさんとなんらかの接触をとることで，Aさんの生活環境に変化をもたらせるのではないかというのが作業療法の目的であった．まだ若かった作業療法士（当時の筆者）は，保護室に入室するだけで緊張が高まっていた．そこで，Aさんへの発達的アプローチと，筆者との間の緊張関係を和らげる目的で，筆者はシャボン玉を持参した．そして二，三の言葉かけの後は，シャボン玉を目一杯にふくらませて，それが終わると退室するという日々を数カ月続けた．その間のAさんは何の反応も示さず，むしろAさんの突発衝動行動が起こる不安に耐える筆者は，ドアを開放した入り口付近に陣取り，おびえていたというのが本当のところであった．

　半年を過ぎたころ，いつものように手前勝手にシャボン玉をふくらませていたところ，毛布の隙間からAさんの目玉がギョロリとして，シャボン玉のわずかな動きと行方を目で追っているのに気づいた．とっさに筆者も同じようにシャボン玉がはじけるまで凝視していた．この時から，Aさんへの保護室訪問が，筆者自身が不安に耐えるだけの時間という感覚から，一緒に過ごせているという実感に変化し始めた．そして，その半年後には，シャボン玉に加えて看護師から渡されるおやつの乳酸飲料やクッキーを，Aさん自身に直接筆者から手渡せるまでになり，Aさんとの非言語的交流が交わせるようになった．それは作業療法を開始して1年半を経過したころであった．

　次の段階は，おやつを室外で食べることができるような環境づくりとして，中庭のベンチまでシャボン玉を飛ばして関心を広げていくことになった．そのためには，Aさん自身がシャボン玉を吹いてみる場面づくりを目指すことや，おやつ摂食による満足感の有無を話題にしてみることなどが目標になった．このように，口唇愛活動を媒体にしたことで，保護室でのAさんと筆者の不

安・緊張が和らぎ，共に過ごせるまでになった．

2. 妄想・低栄養状態の単身生活者への食生活支援

Bさんは，夫と死別後は，子どもも遠方で自立しているために単身生活をしている65歳の女性である．若いころより人付き合いが苦手であり，隣近所との交流もなく，周囲の目が恐いと家に閉じこもり，夜中に開店している店まで歩いて最低限の日用品の買い出しに出るという生活を送っていた．高齢に伴い外出が困難になった昨今では，生活破綻が目にみえていると民生委員から相談があり，妄想などの精神障害も疑われるので，保健師と作業療法士の筆者との同伴訪問となった．

民生委員の仲介によって訪問を受けたBさんは，来訪した筆者らへの警戒心をあらわにした．「デイ・ケアから来た」という筆者の言葉を「デンキヤ」と聞き間違えたBさんは，夜になっても電気がつかないと訴えた．そこで筆者は妄想かもしれないBさんの訴えに対して「デンキヤ」として振舞うというロールプレーで対応したところ，本当に電気の故障があることを発見し，本物の電気屋と再来訪したことで，Bさんとの関係づくりができた．

次に，筆者が提案した訪問給食サービスの利用に関心を向け，遠方の子どもとも確認のうえ，訪問給食サービスの活用によって，食の確保と安否の確認ができるようになった．心配された妄想への対応には，食事調達によってひとまずの生活破綻を免れたので，できるだけ食事配達者との接触や地域の触れ合い活動事業を案内していくなど，民生委員らと見守っていくことになった．このBさんも，作業療法士による生活介入から訪問給食サービスという食事調達の具体的な援助手段を得たことで，生活破綻を免れることができた．

3. 24時間介護が必要な脳性麻痺者の在宅生活の食生活支援

Cさん夫婦は共に脳性麻痺のために施設入所していたが，結婚を機会に福祉サービスと民間ボランティアの支援を受けながら在宅生活を開始した．食生活の支援としてホームヘルパーとボランティア活動によって食材購入，調理，食事介助を受けていた．しかし，本人たちの希望もあって食生活支援についてのケア・プランの内容を見直すケア会議が行われることになり，筆者らも参加した．

そこで本人たちは，すべてが与えられる介助ではなく，自分の意志で決定で

きる援助内容の変更を希望した．ホームヘルパーは，限られた時間内でCさん夫婦の希望を取り入れて食事介助まで行うのは難しいと，現在の援助内容を変更することに難色を示した．そこで，本人とホームヘルパーやボランティアが直接話し合う場面に筆者らも加わって，ホームヘルパーに時間と負担をかけないで本人たちの意志で主体的に食生活に参加できることを目指した．まず，本人たちが可能なかぎり次回の食材を吟味して，食材内容と調理方法の希望を伝えることから始めることになった．

毎回小さな確認と調整が必要なものの，回を重ねるうちに双方で献立の準備ができる楽しさを味わえるようになった．特に本人たちからは，食生活の自立感をもてて在宅生活に希望が湧いたという感想が述べられるようになった．ホームヘルパーからは，身体の部分介助ばかりに目が向いていたが，生活の中での心の介護を知ることになったという感想が寄せられた．

このように食生活の支援とは，具体的な介助方法ばかりに目を向けるのではない．Cさん夫婦のように全介助の本人たちにも参加できるケア・プランを策定するために，具体的な援助内容の分析をし，本人の意志で主体的に参加できるように援助することが作業療法士の重要な役割となる．Cさん夫婦の次の課題は，食事の自立を目指した食事関係の自助具の導入である．

4．認知症の単身生活者が在宅生活を送るうえでの限界

Dさんは75歳の女性で，実子はない．夫の他界後は，単身生活を8年間継続していたが，ここ数年のうちに物忘れや鍋を焦がすなどの目立った行為から周囲が不安となった．町内会長からかかりつけ医に相談があって，Dさんは認知症と診断された．

そこで町内会長の援助もあって，介護保険の申請と在宅福祉サービスの利用の検討が行われた．元来，明るく人に好かれる人柄であったDさんでも介護サービスの利用を嫌ったが，せめて食事調達サービスだけは利用するようにと周囲から何度も勧めた．しかし，Dさんはそのたびに「まだ，よございます」と丁重な対応を繰り返し，サービス利用を勧めに来た人々は，逆にDさんから素朴ではあるが湯茶サービスを受けて帰るという状況になるのであった．そうなると，だんだんにサービス利用を勧めに来る人が少なくなり，筆者らの見守り訪問の足も少しずつ遠のいてしまった．

半年ぶりに尋ねたDさんは，周囲との交流も減り，鍋焦がしによる失火の

心配だけが隣近所に高まっていた．そこで町内会長とも話し合い，サービス利用を決定することを目的にするのではなく，それまでの見守り訪問による周囲との交流復活に力を入れることにした．とりわけDさんの人柄を表す素朴な湯茶接待について，隣近所の人々がDさんとの日常交流の中に取り戻していける支援を町内会長や筆者らが行うことになった．

こうして，これまでのように1～2人用のアルミ製のやかんと湯のみを盆にのせて，うれしそうに接待するDさんの姿が再び見られるようになった．やがてDさんと筆者が会話を繰り返すうちに，Dさんの生家は今はもうないが「うどん屋」であって，Dさんは小さい時から店の手伝いをよくして，周囲からもかわいがられていたことが少しずつわかってきた．この湯茶接待というDさんの手続き記憶[7]を生かして良い刺激を与えていった．Dさんは隠された能力を発揮して再び周囲との交流を保ちながら，なんとか単身生活を維持している．

5. 知的障害者の危機介入に功を奏した食事調達マネージメント

18歳になるE君は，療育手帳A保持者である．事業に失敗したために，家族は借金により夜逃げ状態で離散した．そして脳梗塞後遺症による寝たきりの母親とE君のみが，立ち退き命令が出ている家に取り残されていた．母親自身，入院加療が必要なことと，E君は生活自立ができておらず本人一人では独居生活が無理なことなどから，筆者らは母親と離散した家族とに連絡をとりながらE君の施設入所を検討してきた．しかしE君は，施設は規則が嫌だとして入所を拒否していた．そんな矢先，E君が小学生にいたずらをしたという近隣の小学校からの苦情や，E君が裸で外を出歩いているという民生委員からの訴えなどが保健福祉の一元的相談を担当する保健福祉センターに相次いでいたために，筆者と保健師および施設入所担当者らがE君の緊急措置を検討した．

このままでは，生活破綻からくる事故にもつながりかねないので，それまで生活支援の相談を担当していた知的障害者の生活支援センターとも情報交換し，筆者，保健師および緊急生活支援者としての行政のホームヘルパーとでE君宅に再度出向いた．ところが，施設入所を頑なに拒否するE君は，関係者の訪問を阻止しようと鎌を振り回す事態になった．緊急事態と判断した筆者らは，保健福祉センターや生活支援センターからの応援を依頼する一方で，まずE君と母親に家の外から声かけし，E君に「お腹がすいていないか」と尋ねた

ところ，「夕べからご飯を食べていない」と応答してきた．即座にホームヘルパーがありあわせの食材で調理することを提案したところ，E君が家の中に導き入れてくれたので，3人そろって家の中に入った．早速，ホームヘルパーがE君の好みを聞きながら，離散した家族が時折置いていく食材で，肉じゃがを調理することになった．そのころにはE君の関心は食事のほうに落ち着いていた．

　保健師と筆者は，寝たきりの母親が失禁状態になっていること，栄養失調状態で衰弱しており，意識低下も起こっていることなどから緊急入院の必要性を判断した．駆け付けてきた保健福祉センターの職員や離散した家族（E君の姉）らとの合意のうえで母親のために救急車の要請を行う一方で，E君の施設入所の緊急措置対応を行うことにした．調理しているホームヘルパーのそばに座っていたE君が寝たきりの母親とともに肉じゃがを食べ終わったころより，母親と姉とがE君に対して「母親は入院するので，E君は施設に入所して，母親が退院してくるまで施設で待っていてくれるように」と話しかけ始めた．周囲の緊急事態をいくらか察知し始めたE君は，「必ず迎えに来るよね」と繰り返し念を押しながら，救急車で搬送される母親を見送り，姉とともに施設へとしぶしぶ向かっていった．

　E君が緊急の食事調達ケアを受けたことで周囲の緊張がほぐれ，E君の頑なさに対応できたこと，また家族と関係者とで処遇方針を決定する間合いをもてたことなど，食事調達が危機介入に果たした効用は大きかった．作業療法の基本理念として，「生活破綻からくる緊急対応には，日常性を損わないような支援を基本にして危機介入を行うという鉄則がある」と筆者は考えている．保健福祉分野における作業療法として，保健師やホームヘルパーあるいは地域活動センターの相談員らとともに，生活支援をチーム対応で行う時代になった今，日常性の維持と危機介入をセットにした地域支援の技術に，食事調達マネージメントがあることを再確認したケースであった．

おわりに

　食事調達マネージメントの事例で示したように，食事調達に関与しながらの作業療法は，医療だけでなく保健福祉分野において，在宅での生活支援や危機

表 3　食事調達のマネージメントと作業療法

症　例	媒　体	マネージメント	結　果
統合失調症（保護室）	シャボン玉やおやつ（クッキー）の利用	保護室で接触媒体として食事（口唇愛）の利用による口唇愛満足と非言語的コミュニケーションによる関係づくりを看護婦らと行う	口唇愛満足による精神発達の促進と生活環境の広がり
妄想症（夫と死別後，単身生活者）	妄想により買い出しができないために訪問給食サービスの利用	ロールプレーで関係づくりができた後に，訪問給食サービスの利用による食の確保	食の確保による生活介入によって生活破綻を防ぐことになった
脳性麻痺（24時間介護を要する地域で暮らす脳性麻痺の夫婦）	食材購入・調理・食事介助	食材と調理方法に本人夫婦が参加できる食事調達方法のケア・プランの見直し	本人夫婦の自立感の獲得と，身体部分介護の支援から心の介護への充実感
認知症（単身生活者）	本人による関係者に対する湯茶接待	食事調達サービスを受けさせるのではなく，本人の湯茶接待対応を復活させる	手続き記憶による良い刺激によって隠された能力の発揮
知的障害者（地域生活者）	食事調理による緊急調理活動の利用	頑なになっている緊張をほぐすための危機介入の手段とする	処遇困難事例に対する危機介入

介入に作業療法士が関わる際の有効な技術手段となりうる．提示した事例別に作業療法と食事調達のマネージメントの意味を表3に整理したが，食事調達は作業療法の治療媒体としてだけでなく，保健福祉分野における有効な社会資源である．在宅生活の支援チームの一員として作業療法士が関与する場合，食事調達の必要性のアセスメント（意味づけ）ができることと，食事調達方法のプランニングが作業療法士の特技であると筆者は考えている．

　在宅での生活支援は個人環境の差が大きいだけに，個別アプローチを基本にした食事調達のマネージメントを作業療法士が在宅支援チームと取り組むことで，食事調達までの過程を個人別に意味づけして整理していくことができる．食事調達のマネージメントとは，在宅福祉サービスを当てがうだけの地域保健福祉から，自立，生活の質の向上，社会参加を目指したマネージメントに展開できるように，食事調達の技術論として確立していく必要があるであろう．

　介護保険導入により，在宅福祉サービスメニューが多彩になってきた[8]．な

かでも食事調達に関連するサービスとしての訪問給食サービス，触れ合い昼食交流会は，作業療法士が積極的に関わって個別の意味づけをすることにより生活支援技術を高め，ひいては当事者の自立，生活の質の向上，社会参加につながる生活支援となるであろう．

引用文献

1) 大丸　幸：発達論的な実践を語る．日本作業療法士協会生涯教育資料．埼玉，1994 年 8 月
2) 大丸　幸：作業療法の治療理論（1．精神分析的モデル）．作業療法学全書，第 5 巻．日本作業療法士協会，1994
3) Boles E, 大丸　幸：精神病者に対する発達/診断学的アプローチ（第 1 報〜第 3 報）．日本作業療法学会誌，1977〜1979
4) 在宅高齢者の食生活実態調査．北九州市門司区保健・医療・福祉・地域連携推進協議会（あんしんシステム部会），2000 年 10 月
5) 在宅ケアアセスメントとケアプラン—自立を進めるケアプランニング．日本作業療法士協会，1999 年 6 月
6) 介護講座資料（表 1，表 2 ①〜④）．北九州市立介護実習・普及センター，2000
7) 大丸　幸：地域・在宅での痴呆のリハビリテーション．第 9 回在宅訪問リハビリテーション講習会資料（厚生労働省主催），2001 年 3 月
8) 高齢者のためのサービスガイド，平成 13 年度版．北九州市保健福祉局 地域福祉部 高齢者福祉課・介護保険課，2001

作業療法ルネッサンス―ひとと生活障害 [1]
食べることの障害とアプローチ

発　行	2002年5月24日　第1版第1刷
	2007年7月20日　第1版第2刷Ⓒ
編　集	山根　寛・加藤寿宏
発行者	青山　智
発行所	株式会社 三輪書店
	〒113-0033　東京都文京区本郷6-17-9
	電話 03-3816-7796　FAX 03-3816-7756
	http://www.miwapubl.com
印刷所	壮光舎印刷株式会社

本書の無断複写・複製・転載は，著作権・出版権の侵害となることがありますのでご注意ください．

ISBN 978-4-89590-166-6　C 3047

JCLS〈㈱日本著作出版権管理システム委託出版物〉
本書の無断複写は著作権法上での例外を除き，禁じられています．
複写される場合は，そのつど事前に㈱日本著作出版権管理システム
（電話 03-3817-5670，FAX 03-3815-8199）の許諾を得てください．